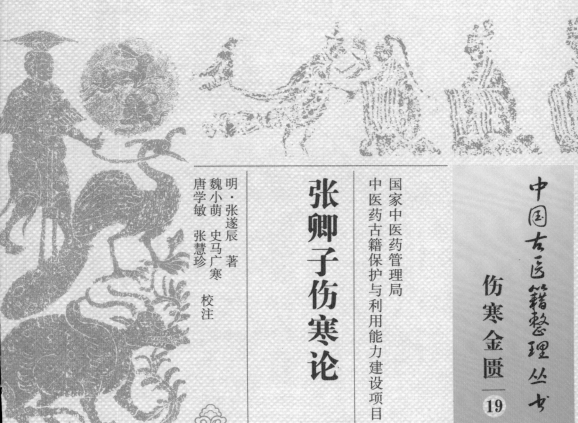

中国古医籍整理丛书

伤寒金匮 19

国家中医药管理局
中医药古籍保护与利用能力建设项目

张卿子伤寒论

明·张遂辰 著

魏小萌 史马广寒
唐学敏 张慧珍 校注

全国百佳图书出版单位
中国中医药出版社

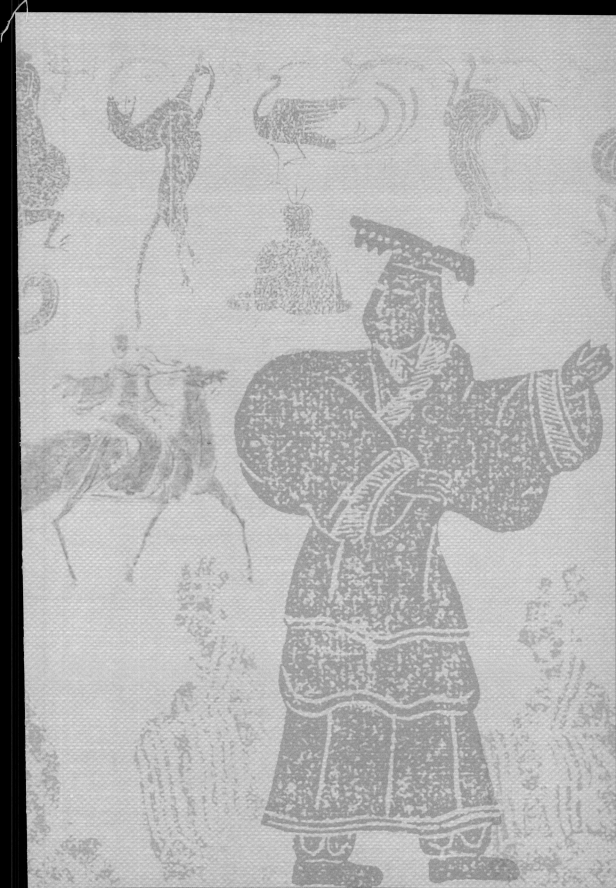

中国古医籍整理丛书

高氏医案
谦益斋外科医案

清·高秉钧 著

李 政 王培荣 校注

中国中医药出版社

·北 京·

图书在版编目（CIP）数据

高氏医案　谦益斋外科医案/（清）高秉钧著；李政，王培荣校注.—北京：中国中医药出版社，2015.1（2021.8重印）

（中国古医籍整理丛书）

ISBN 978 - 7 - 5132 - 2170 - 2

Ⅰ.①高…　Ⅱ.①高…②李…③王…　Ⅲ.①中医外科学 - 中国 - 清代　Ⅳ.①R26

中国版本图书馆 CIP 数据核字（2014）第 288122 号

中 国 中 医 药 出 版 社 出 版
北京经济技术开发区科创十三街31号院二区8号楼
邮政编码 100176
传真　010 64405721
廊坊市祥丰印刷有限公司印刷
各地新华书店经销

*

开本 710×1000　1/16　印张 15.25　字数 92 千字
2015 年 1 月第 1 版　2021 年 8 月第 2 次印刷
书　号　ISBN 978 - 7 - 5132 - 2170 - 2

*

定价　45.00 元
网址　www.cptcm.com

如有印装质量问题请与本社出版部调换（010-64405510）
社长热线　010 64405720
购书热线　010 64065415　010 64065413
微信服务号　zgzyycbs
书店网址　csln. net/qksd/
官方微博　http：//e. weibo. com/cptcm
淘宝天猫网址　http：//zgzyycbs. tmall. com

国家中医药管理局
中医药古籍保护与利用能力建设项目
组织工作委员会

主 任 委 员　王国强

副 主 任 委 员　王志勇　李大宁

执 行 主 任 委 员　曹洪欣　苏钢强　王国辰　欧阳兵

执行副主任委员　李　昱　武　东　李秀明　张成博

委　　　　　员

各省市项目组分管领导和主要专家

（山东省）武继彪　欧阳兵　张成博　贾青顺

（江苏省）吴勉华　周仲瑛　段金廒　胡　烈

（上海市）张怀琼　季　光　严世芸　段逸山

（福建省）阮诗玮　陈立典　李灿东　纪立金

（浙江省）徐伟伟　范永升　柴可群　盛增秀

（陕西省）黄立勋　呼　燕　魏少阳　苏荣彪

（河南省）夏祖昌　刘文第　韩新峰　许敬生

（辽宁省）杨关林　康廷国　石　岩　李德新

（四川省）杨殿兴　梁繁荣　余曙光　张　毅

各项目组负责人

王振国（山东省）　　王旭东（江苏省）　　张如青（上海市）

李灿东（福建省）　　陈勇毅（浙江省）　　焦振廉（陕西省）

蔡永敏（河南省）　　鞠宝兆（辽宁省）　　和中浚（四川省）

项目专家组

顾　问	马继兴	张灿玾	李经纬		
组　长	余瀛鳌				
成　员	李致忠	钱超尘	段逸山	严世芸	鲁兆麟
	郑金生	林端宜	欧阳兵	高文柱	柳长华
	王振国	王旭东	崔　蒙	严季澜	黄龙祥
	陈勇毅	张志清			

项目办公室（组织工作委员会办公室）

主　任	王振国	王思成			
副主任	王振宇	刘群峰	陈榕虎	杨振宁	朱毓梅
	刘更生	华中健			
成　员	陈丽娜	邱　岳	王　庆	王　鹏	王春燕
	郭瑞华	宋咏梅	周　扬	范　磊	张永泰
	罗海鹰	王　爽	王　捷	贺晓路	熊智波
秘　书	张丰聪				

前 言

中医药古籍是传承中华优秀文化的重要载体，也是中医学传承数千年的知识宝库，凝聚着中华民族特有的精神价值、思维方法、生命理论和医疗经验，不仅对于传承中医学术具有重要的历史价值，更是现代中医药科技创新和学术进步的源头和根基。保护和利用好中医药古籍，是弘扬中国优秀传统文化、传承中医学术的必由之路，事关中医药事业发展全局。

1949 年以来，在政府的大力支持和推动下，开展了系统的中医药古籍整理研究。1958 年，国务院科学规划委员会古籍整理出版规划小组在北京成立，负责指导全国的古籍整理出版工作。1982 年，国务院古籍整理出版规划小组召开全国古籍整理出版规划会议，制定了《古籍整理出版规划（1982—1990）》，卫生部先后下达了两批 200 余种中医古籍整理任务，掀起了中医古籍整理研究的新高潮，对中医文化与学术的弘扬、传承和发展，发挥了极其重要的作用，产生了不可估量的深远影响。

2007 年《国务院办公厅关于进一步加强古籍保护工作的意见》明确提出进一步加强古籍整理、出版和研究利用，以及

"保护为主、抢救第一、合理利用、加强管理"的方针。2009年《国务院关于扶持和促进中医药事业发展的若干意见》指出，要"开展中医药古籍普查登记，建立综合信息数据库和珍贵古籍名录，加强整理、出版、研究和利用"。《中医药创新发展规划纲要（2006—2020）》强调继承与创新并重，推动中医药传承与创新发展。

2003～2010年，国家财政多次立项支持中国中医科学院开展针对性中医药古籍抢救保护工作，在中国中医科学院图书馆设立全国唯一的行业古籍保护中心，影印抢救濒危珍本、孤本中医古籍1640余种；整理发布《中国中医古籍总目》；遴选351种孤本收入《中医古籍孤本大全》影印出版；开展了海外中医古籍目录调研和孤本回归工作，收集了11个国家和2个地区137个图书馆的240余种书目，基本摸清流失海外的中医古籍现状，确定国内失传的中医药古籍共有220种，复制出版海外所藏中医药古籍133种。2010年，国家财政部、国家中医药管理局设立"中医药古籍保护与利用能力建设项目"，资助整理400余种中医药古籍，并着眼于加强中医药古籍保护和研究机构建设，培养中医古籍整理研究的后备人才，全面提高中医药古籍保护与利用能力。

在此，国家中医药管理局成立了中医药古籍保护和利用专家组和项目办公室，专家组负责项目指导、咨询、质量把关，项目办公室负责实施过程的统筹协调。专家组成员对古籍整理研究具有丰富的经验，有的专家从事古籍整理研究长达70余年，深知中医药古籍整理研究的重要性、艰巨性与复杂性，履行职责认真务实。专家组从书目确定、版本选择、点校、注释等各方面，为项目实施提供了强有力的专业指导。老一辈专家的学术水平和智慧，是项目成功的重要保证。项目承担单位山东中医药大学、南京中医药大学、上海中医药大学、福建中医药大学、浙江省中医药研究院、陕西省中医药研究院、河南省中医药研究院、辽宁中医药大学、成都中医药大学及所在省市中医药管理部门精心组织，充分发挥区域间互补协作的优势，并得到承担项目出版工作的中国中医药出版社大力配合，全面推进中医药古籍保护与利用网络体系的构建和人才队伍建设，使一批有志于中医学术传承与古籍整理工作的人才凝聚在一起，研究队伍日益壮大，研究水平不断提高。

　　本着"抢救、保护、发掘、利用"的理念，该项目重点选择近60年未曾出版的重要古医籍，综合考虑所选古籍的保护价值、学术价值和实用价值。400余种中医药古籍涵盖了医经、基础理论、诊法、伤寒金匮、温病、本草、方书、内科、外科、女科、儿科、伤科、眼科、咽喉口齿、针灸推拿、养生、医案医话医论、医史、临证综合等门类，跨越唐、宋、金元、明以迄清末。全部古籍均按照项目办公室组织完成的行业标准《中医古籍整理规范》及《中医药古籍整理细则》进行整理校注，绝大多数中医药古籍是第一次校注出版，一批孤本、稿本、抄本更是首次整理面世。对一些重要学术问题的研究成果，则集中收录于各书的"校注说明"或"校注后记"中。

　　"既出书又出人"是本项目追求的目标。近年来，中医药古籍整理工作形势严峻，老一辈逐渐退出，新一代普遍存在整理研究古籍的经验不足、专业思想不坚定等问题，使中医古籍整理面临人才流失严重、青黄不接的局面。通过本项目实施，搭建平台，完善机制，培养队伍，提升能力，经过近5年的建设，锻炼了一批优秀人才，老中青三代齐聚一堂，有效地稳定了研究队伍，为中医药古籍整理工作的开展和中医文化与学术的传承提供必备的知识和人才储备。

本项目的实施与《中国古医籍整理丛书》的出版，对于加强中医药古籍文献研究队伍建设、建立古籍研究平台，提高古籍整理水平均具有积极的推动作用，对弘扬我国优秀传统文化，推进中医药继承创新，进一步发挥中医药服务民众的养生保健与防病治病作用将产生深远影响。

第九届、第十届全国人大常委会副委员长许嘉璐先生，国家卫生计生委副主任、国家中医药管理局局长、中华中医药学会会长王国强先生，我国著名医史文献专家、中国中医科学院马继兴先生在百忙之中为丛书作序，我们深表敬意和感谢。

由于参与校注整理工作的人员较多，水平不一，诸多方面尚未臻完善，希望专家、读者不吝赐教。

国家中医药管理局中医药古籍保护与利用能力建设项目办公室
二〇一四年十二月

许 序

　　"中医"之名立，迄今不逾百年，所以冠以"中"字者，以别于"洋"与"西"也。慎思之，明辨之，斯名之出，无奈耳，或亦时人不甘泯没而特标其犹在之举也。

　　前此，祖传医术（今世方称为"学"）绵延数千载，救民无数；华夏屡遭时疫，皆仰之以度困厄。中华民族之未如印第安遭染殖民者所携疾病而族灭者，中医之功也。

　　医兴则国兴，国强则医强。百年运衰，岂但国土肢解，五千年文明亦不得全，非遭泯灭，即蒙冤扭曲。西方医学以其捷便速效，始则为传教之利器，继则以"科学"之冕畅行于中华。中医虽为内外所夹击，斥之为蒙昧，为伪医，然四亿同胞衣食不保，得获西医之益者甚寡，中医犹为人民之所赖。虽然，中国医学日益陵替，乃不可免，势使之然也。呜呼！覆巢之下安有完卵？

　　嗣后，国家新生，中医旋即得以重振，与西医并举，探寻结合之路。今也，中华诸多文化，自民俗、礼仪、工艺、戏曲、历史、文学，以至伦理、信仰，皆渐复起，中国医学之兴乃属必然。

迄今中医犹为国家医疗系统之辅，城市尤甚。何哉？盖一则西医赖声、光、电技术而于20世纪发展极速，中医则难见其进。二则国人惊羡西医之"立竿见影"，遂以为其事事胜于中医。然西医已自觉将入绝境：其若干医法正负效应相若，甚或负远逾于正；研究医理者，渐知人乃一整体，心、身非如中世纪所认定为二对立物，且人体亦非宇宙之中心，仅为其一小单位，与宇宙万象万物息息相关。认识至此，其已向中国医学之理念"靠拢"矣，虽彼未必知中国医学何如也。唯其不知中国医理何如，纯由其实践而有所悟，益以证中国之认识人体不为伪，亦不为玄虚。然国人知此趋向者，几人？

国医欲再现宋明清高峰，成国中主流医学，则一须继承，一须创新。继承则必深研原典，激清汰浊，复吸纳西医及我藏、蒙、维、回、苗、彝诸民族医术之精华；创新之道，在于今之科技，既用其器，亦参照其道，反思己之医理，审问之，笃行之，深化之，普及之，于普及中认知人体及环境古今之异，以建成当代国医理论。欲达于斯境，或需百年欤？予恐西医既已醒悟，若加力吸收中医精粹，促中医西医深度结合，形成21世纪之新医学，届时"制高点"将在何方？国人于此转折之机，能不忧虑而奋力乎？

予所谓深研之原典，非指一二习见之书、千古权威之作；就医界整体言之，所传所承自应为医籍之全部。盖后世名医所著，乃其秉诸前人所述，总结终生行医用药经验所得，自当已成今世、后世之要籍。

盛世修典，信然。盖典籍得修，方可言传言承。虽前此50余载已启医籍整理、出版之役，惜旋即中辍。阅20载再兴整理、出版之潮，世所罕见之要籍千余部陆续问世，洋洋大观。

今复有"中医药古籍保护与利用能力建设"之工程，集九省市专家，历经五载，董理出版自唐迄清医籍，都400余种，凡中医之基础医理、伤寒、温病及各科诊治、医案医话、推拿本草，俱涵盖之。

噫！璐既知此，能不胜其悦乎？汇集刻印医籍，自古有之，然孰与今世之盛且精也！自今而后，中国医家及患者，得览斯典，当于前人益敬而畏之矣。中华民族之屡经灾难而益蕃，乃至未来之永续，端赖之也，自今以往岂可不后出转精乎？典籍既蜂出矣，余则有望于来者。

谨序。

第九届、十届全国人大常委会副委员长

许嘉璐

二〇一四年冬

王 序

中医学是中华民族在长期生产生活实践中，在与疾病作斗争中逐步形成并不断丰富发展的医学科学，是中国古代科学的瑰宝，为中华民族的繁衍昌盛作出了巨大贡献，对世界文明进步产生了积极影响。时至今日，中医学作为我国医学的特色和重要医药卫生资源，与西医学相互补充、相互促进、协调发展，共同担负着维护和促进人民健康的任务，已成为我国医药卫生事业的重要特征和显著优势。

中医药古籍在存世的中华古籍中占有相当重要的比重，不仅是中医学术传承数千年最为重要的知识载体，也是中医为中华民族繁衍昌盛发挥重要作用的历史见证。中医药典籍不仅承载着中医的学术经验，而且蕴含着中华民族优秀的思想文化，凝聚着中华民族的聪明智慧，是祖先留给我们的宝贵物质财富和精神财富。加强对中医药古籍的保护与利用，既是中医学发展的需要，也是传承中华文化的迫切要求，更是历史赋予我们的责任。

2010 年，国家中医药管理局启动了中医药古籍保护与利用能力建设项目。这既是传承中医药的重要工程，也是弘扬优秀民族文化的重要举措，不仅能够全面推进中医药的有效继承和创新发展，为维护人民健康作出贡献，也能够彰显中华民族的璀璨文化，为实现中华民族伟大复兴的中国梦作出贡献。

相信这项工作一定能造福当今，嘉惠后世，福泽绵长。

国家卫生和计划生育委员会副主任

国家中医药管理局局长

中华中医药学会会长

王国强

二〇一四年十二月

马 序

　　新中国成立以来，党和国家高度重视中医药事业发展，重视古籍的保护、整理和研究工作。自 1958 年始，国务院先后成立了三届古籍整理出版规划小组，分别由齐燕铭、李一氓、匡亚明担任组长，主持制定了《整理和出版古籍十年规划（1962—1972）》《古籍整理出版规划（1982—1990）》《中国古籍整理出版十年规划和"八五"计划（1991—2000）》等，而第三次规划中医药古籍整理即纳入其中。1982 年 9 月，卫生部下发《1982—1990 年中医古籍整理出版规划》，1983 年 1 月，中医古籍整理出版办公室正式成立，保证了中医古籍整理出版规划的实施。2002 年 2 月，《国家古籍整理出版"十五"（2001—2005）重点规划》经新闻出版署和全国古籍整理出版规划领导小组批准，颁布实施。其后，又陆续制定了国家古籍整理出版"十一五"和"十二五"重点规划。国家财政多次立项支持中国中医科学院开展针对性中医药古籍抢救保护工作，文化部在中国中医科学院图书馆专门设立全国唯一的行业古籍保护中心，国家先后投入中医药古籍保护专项经费超过 3000 万元，影印抢救濒危珍、善、孤本中医古籍 1640 余种，开展了海外中医古籍目录调研和孤本回归工作。2010 年，国家财政部、国家中医药管理局安排国家公共卫生专项资金，设立了"中医药古籍保护与利用能力建设项目"，这是继 1982～1986 年第一批、第二批重要中医药古籍整理之后的又一次大规模古籍整理工程，重点整理新中国成立后未曾出版的重要古籍，目标是形成并普及规范的通行本、传世本。

为保证项目的顺利实施，项目组特别成立了专家组，承担咨询和技术指导，以及古籍出版之前的审定工作。专家组中的许多成员虽逾古稀之年，但老骥伏枥，孜孜不倦，不仅对项目进行宏观指导和质量把关，更重要的是通过古籍整理，以老带新，言传身教，培养一批中医药古籍整理研究的后备人才，促进了中医药古籍保护和研究机构建设，全面提升了我国中医药古籍保护与利用能力。

作为项目组顾问之一，我深感中医药古籍保护、抢救与整理工作的重要性和紧迫性，也深知传承中医药古籍整理经验任重而道远。令人欣慰的是，在项目实施过程中，我看到了老中青三代的紧密衔接，看到了大家的坚持和努力，看到了年轻一代的成长。相信中医药古籍整理工作的将来会越来越好，中医药学的发展会越来越好。

欣喜之余，以是为序。

中国中医科学院研究员

马继兴

二〇一四年十二月

校注说明

　　《高氏医案》与《谦益斋外科医案》均为清代名医高秉钧著。高秉钧（1755—1829），字锦庭，号心得。清代外科学家，锡山（今江苏无锡）人。曾师从范圣学、杜云门，勤奋好学，精于内、外两科，尤以外科驰名于江浙两地，为中医外科学三大学派之一——"心得学派"的奠基人。《高氏医案》由其门人刘晓山、缪柳村辑录，成书于清嘉庆十年（1805），未曾刊行，现存南京图书馆的为清光绪癸巳年（1893）抄本，现存山东中医药大学图书馆的为民国抄本。《谦益斋外科医案》由其子高上池辑录，并由江阴杨道南校勘，首次刊行于民国十九年（1930）。两书均为医案类著作，集中反映了高秉钧的学术思想和诊疗经验，在中医外科学的发展史上极有影响，具有很高的学术价值。

　　《高氏医案》的校注，以南京图书馆藏清抄本为底本，以山东中医药大学图书馆藏民国抄本为主校本。《谦益斋外科医案》的校注，以民国十九年（1930）上海中医书局铅印本为底本，以民国二十年（1931）上海中医书局铅印本为主校本，并以1955年上海中医书局铅印本为参校本。校勘使用对校、本校、他校，谨慎使用理校。因《高氏医案》与《谦益斋外科医案》均为高秉钧之医案著作，且两书中部分医案相同或相似，故本次校注将两书合并出版。兹将校注有关情况说明如下：

　　1. 采用现代标点方法，对底本进行标点，以逗号、句号为主，医理与文理并重，在正确表达医理的前提下，力求文理畅达。

2. 凡底本无误，校本有误者，保留底本原貌，不出校记。

3. 凡底本与校本互异，义均可通，或疑底本有误者，保留底本原貌，出校记说明。

4. 凡底本中明显的错讹、脱漏、衍文、倒文或底本文义劣于校本者，据校本改、补、删、移，并出校记说明。

5. 底本中繁体字径改为规范简化字。

6. 底本中一般笔画之误，如"己""已"不分等，予以径改，不出校记。

7. 底本中"左""右"作方位词者，径改为"上""下"，不出校记。

8. 底本中的异体字、古今字径改为规范简化字，如"痹"改为"痹"，"藏府"改为"脏腑"等，不出校记。

9. 底本中的通假字，保留原字，出注说明，如"胆"改为"疸"，"支"改为"肢"。

10. 底本中的药物异名予以保留，予首见处出校记。

11. 底本中的重文符改为原字。

12. 底本中字词疑难或生疏者，予以简注。

13. 底本中引用他书文献，凡不悖医理、文义的，不予校勘。

总 目 录

高氏医案

目 录

面 部

抱头火端

抱头丹毒，额面焮肿起泡，寒热无汗，呕恶头昏，风火蕴郁不达，防其加重增变。

牛蒡子　荆芥穗　制僵蚕　紫马勃　绿升麻①　净连翘　细柴胡　玉桔梗　黄防风　薄荷头　生甘草　冬桑叶

抱头流火

泻后伏邪未彻，抱头更发流火，干热无汗，防其内陷转惊。

香青蒿一钱半　细柴胡四分　荆芥穗一钱半　黄防风一钱　粉葛根一钱半　连翘壳三钱　淡黄芩一钱　绿升麻四分　块滑石三钱　薄荷头八分　竹叶二十片

石　疽

风寒夹湿阻痹阳明之络，颧硬酸痛结成石疽，延来百日，势有穿溃之虑。

绿升麻四分　刺蒺藜三钱　元参心二钱　粉葛根一钱半　净连翘二钱　荆芥穗一钱半　制僵蚕三钱　全当归一钱半　钩藤三钱　冬桑叶一钱

---

① 绿升麻：民国抄本无此药。

眼　沿　风

肝脾火逆上越，眼沿湿痒成风。

羚羊角　黄防风　粉丹皮　净连翘　细生地　池菊花　荆芥穗　全当归　淡黄芩　双钩勾①　冬桑叶

面上游风

肝火夹风上扰，面发游风成毒，延来日久，宜清宜泄。

细生地　池菊花　全当归　刺蒺藜　粉丹皮　净连翘　黑山栀　夏枯草　双钩勾　冬桑叶

肺　风

肺虚火盛②，载血上行。（肺火）

麦门冬三钱　金石斛三钱　川贝母二钱　广郁金一钱　粉丹皮一钱　茜草一钱　光杏仁二钱　鲜梨皮三钱

血　枯

产后营枯络空，温邪外袭，齿痛颊浮，寒热，拟以透解彻邪。（风温）

薄荷头　金石斛　刺蒺藜　双钩勾　麦门冬　杭菊花　荆芥穗　净连翘

---

①　双钩勾：即"钩藤"，下文中的"钩勾""净钩勾""净米钩"皆指"钩藤"。

②　肺虚火盛：民国抄本作"肺虚下盛"。

鼻　疔

伏邪发疟未止，鼻疔结脓不透，余毒走散，壮热便泄，虑其内陷神迷，险重险重。

小毛连①　金银花　粉丹皮　薄荷头　金石斛　玉桔梗　净连翘　淡黄芩　冬桑叶

又疔脓虽不透②，幸不坚硬，脉尚弦数，火逆未除，脘痛哕逆，拟从开达上焦，治备商。

用前方去连翘，加牛蒡子、广郁金。

鼻　管　疔

鼻管疔毒，面浮眼胀，最要避风小心，可免走黄生变。

牛蒡子　荆芥穗　黄防风　粉葛根　净连翘　制僵蚕　天花粉　川羌活　光杏仁　竹叶

鼻疔面肿，牙龈结脓③，火毒已泄，势属无妨。

金石斛　净连翘　肥知母　元参心　淡黄芩　天花粉　粉丹皮　黄防风　竹叶

鼻　痔

阴亏火亢，血热妄行，鼻痔鼻衄，拟大补阴法治其本，四生法治其标。

用大补阴汤合四生汤。

熟地黄　龟板　知母　黄柏　侧柏叶　艾叶　荷叶　生

---

① 毛连：即"毛黄连"，为毛茛科植物蜀侧金盏花的全草。
② 又疔脓虽不透：民国抄本作"又疔脓虽透"。
③ 牙龈结脓：民国抄本作"牙龈结肿"。

地黄

龙　泉　疔

龙泉疔毒未脱，宜小心为要。

牛蒡子　黄防风　净连翘　荆芥穗　元参心　江枳壳　天花粉　黑山栀　竹叶

疔已走黄，根坚不化，脓腐不透，火毒势甚，脉细软数，脓未透而正已亏，防有内陷内闭，神迷昏厥变端。

用犀角地黄汤加羚羊角、金银花、地丁草、鲜石斛、制僵蚕。

疔已走黄，根坚不透，火毒势甚，虑其内陷神迷，险重症也。

鲜生地　金银花　粉丹皮　净连翘　小川连　皂角刺　地丁草　茅柴根　芦根

舌　疳

心脾火郁不达，循经上逆，舌边碎腐成疳，须戒恼怒为要，否则恐成恶疾。

熟地炭　肥知母　麦门冬　牛膝炭　煨石膏

牙　疳

风温外袭，胃火炽盛，口肿颊浮，牙龈糜腐成疳，脉细便泄，虑其陷闭，险重险重，姑拟苦辛开达，俟其转机为幸。

小川连　薄荷头　金石斛　玉桔梗　淡黄芩　绵茵陈　江枳壳　冬桑叶

风热郁胃，化火上逆，口发牙疳，拟以清解。

小川连　金石斛　粉丹皮　麦门冬　肥知母　薄荷头　黑山栀　元参心　芦根

穿 牙 毒

穿牙溃久不敛，已经成管，须望毒清孔浅，始可收功。

粉归身　云茯苓　左秦艽　刺蒺藜　净连翘　元参心　骨碎补　川石斛　粉丹皮　冬桑叶

牙 宣

风火牙痈，龈唇腐烂流血，脉数壮热，宜疏散为先。

粉葛根　净连翘　元参心　黑山栀　天花粉　薄荷头　肥知母　赤芍　粉丹皮　淡黄芩　竹叶

牙 咬 痈

阳明胃火上炽，牙龈结肿成痈，春间溃后未经清理，自后屡溃屡平，防其延成牙漏。

小川连　黄防风　元参心　玉桔梗　薄荷头　黑山栀　江枳壳①　竹叶

风火袭阻阳明，齿痛面浮而结牙痈，脉数寒热，先拟退解。

薄荷头　牛蒡子　荆芥穗　净连翘　黄防风　粉葛根　元参心　江枳壳　黑山栀　竹叶

风温阻络，阳明气化失司，牙咬结肿成痈，寒热无汗，拟先透解。

---

① 江枳壳：民国抄本作"焦枳壳"。

粉葛根　玉桔梗　牛蒡子　荆芥穗　叭杏仁①　薄荷头　江枳壳　净连翘　焦山栀　黄防风　竹叶

茹蔬津枯，肝阳易亢，化火上逆，阻络伤营，耳痛成脓，牙咬坚急，肿绕于外，耳窍放血，时发时止，拟以息风和阳育阴为治。

大熟地　败龟板　肥知母　刺蒺藜　川黄柏　羚羊角　粉丹皮　麦冬肉　台白芍　石决明　双钩勾

骨　槽　痈

托腮牙咬虽经脓溃，颊肿不退②，少阳阳明伏邪未彻，防变骨槽重症。

鲜石斛　净连翘　肥知母　粉丹皮　细生地　麦冬肉　元参心　块滑石　冬桑叶

风热阻痹阳明，牙咬坚急齿痛，延绵一月，虑有骨槽之变。

牛蒡子　粉葛根　北细辛　荆芥穗　左秦艽　炒刺蒺　薄荷头　元参心　黄防风　江枳壳　竹叶③

前进疏散彻邪，未能得汗，牙咬紧闭略松，但延绵日久，仍虑变成骨槽之累。

蔓荆子　刺蒺藜　左秦艽　川羌活　荆芥穗　黄防风　金石斛　净连翘　双钩勾　冬桑叶④

牙咬坚紧，虽经溃脓，外肿不消，骨槽变象，难于速效。

粉归身　骨碎补　净连翘　粉丹皮　元参心　牛蒡子　麦

---

① 叭杏仁：即"巴旦杏仁"。下同。
② 颊肿不退：原为"颊车不退"，据民国抄本改。
③ 竹叶：民国抄本无此药。
④ 冬桑叶：民国抄本作"桑枝"。

门冬

又牙咬里虽溃脓，外肿仍坚不化，虑有骨槽之变。

用前方去麦冬，加石斛、秦艽。

颧胀鼻塞，龈腐齿脱，骨槽重症。

用苍耳散加麦冬、石斛、郁金、松萝茶叶。

肝阳胆火逆络，耳项结核漫肿，延来日久，脓脚已成，穿溃后防有骨槽之变，仍以息风和阳。

羚羊角　石决明　钩勾　杭菊花　刺蒺藜　黑山栀　广郁金　粉归身

牙咬穿溃，脉见左弦数右软细，由肝旺乘脾，湿热不运，故胃气不醒，仍以息风兼佐扶正运浊。

甘菊花　双钩勾　制半夏　广郁金　石决明　竹茹　广陈皮　云茯苓　江枳实　芦根

又仍拟扶中运浊，兼佐息风和阳。

制半夏　甘菊花　石决明　广郁金　云茯苓　广陈皮　刺蒺藜　江枳壳　粉丹皮　元参心　骨碎补　冬桑叶

外腮凸肉下面稍退，臭秽亦少，胃纳不加，收功不易。

粉归身酒炒，一钱半　细生地四钱　云茯苓三钱　左秦艽一钱半　元参心一钱半　刺蒺藜三钱　炒谷芽三钱　广陈皮一钱　粉丹皮一钱半　净连翘三钱　冬桑叶一钱

骨　槽　风

骨槽溃久不敛，津液耗伤，气血不复，骨蒸少纳，虑成劳瘵。

鲜石斛　麦门冬　北沙参　肥玉竹　粉丹皮　左牡蛎　台白芍　骨碎补

阴亏火亢，阳明络空，胆火循经上逆阻络，腮边结毒，溃久不敛，已成骨槽，难于收口，龈胀齿摇，外肿不退，内有多骨，俟朽骨脱落，方能收功，拟育阴为治。

细生地　粉丹皮　麦门冬　骨碎补　肥知母　金石斛　元参心

又丸方：熟地黄　败龟板　川黄柏　肥知母　云茯苓　粉丹皮　山萸肉　绵黄芪　刺蒺藜　台白芍　西洋参　石决明　元参心　麦门冬　左牡蛎　怀牛膝　枸杞子　粉归身

溃脓几及两载，外通里彻，骨槽成漏，朽骨未脱，收口非易，治以补托。

生地黄　粉归身　元参心　粉丹皮　大有芪①　麦门冬　骨碎补　左牡蛎

左右穿腮，骨槽已经三载，脓头入孔，曾出多骨，依然不敛，脓流脂枯，气血亏败。水愈亏，火愈炽，骨蒸经阻，损性②成矣。

熟地黄　败龟板　肥知母　川黄柏　粉归身　台白芍　女贞子　麦门冬　粉丹皮

走　马　疳

痘后火毒不清，结聚阳明胃络，牙龈秽腐，唇颊红肿，势有穿破之患，走马疳之险重也。

犀角尖　细生地　粉丹皮　净连翘　金石斛　熟石膏

疳后未得大汗，邪热蕴郁阳明，牙龈腐烂成疳，壮热脉数，

---

① 大有芪：即"黄芪"。下同。
② 损性：民国抄本作"损怯"。

防其加重。

香青蒿　牛蒡子　云茯苓　净连翘　肥知母　焦山栀　川贝母　大杏仁　鲜沙参　块滑石　赤茯苓　竹叶

腭 疖

腭疖已成，图治非易。

北沙参　象贝母　粉丹皮　鲜石斛　麦门冬　元参心芦根

搨 舌①

暑风袭阻少阳阳明，搨舌托腮并发，寒热时作，先以透解，否则防其陷闭。

羚羊角　牛蒡子　薄荷头　荆芥穗　大杏仁　香薷　粉丹皮　块滑石　冬桑叶②　芦根

风火搨舌托腮，寒热交作，防其加重。

牛蒡子　净连翘　大杏仁　川木通　焦山栀　元参心　荆芥穗　玉桔梗　薄荷头　江枳实　竹叶

搨舌稍退，腮颌肿硬未消，防有险机。

牛蒡子　薄荷头　象贝母　大杏仁　制僵蚕　净连翘　黑山栀　荆芥穗　元参心　竹叶

托 腮 痈

风火袭阻阳明，托腮焮肿成痈，寒热交作无汗，恐其转惊。

---

① 搨（cè）舌：病名。
② 冬桑叶：民国抄本无此药。

牛蒡子　荆芥穗　黄防风　黑山栀　象贝母　制僵蚕①
净连翘　双钩勾　薄荷头　粉丹皮　冬桑叶

托腮虽溃，脓色尚嫌稀秽，哭声不扬，寒热神倦②，幼孩体性，有夹惊之险。

天竺黄　象贝母　净连翘　大杏仁　双钩勾　黄防风　粉
归身　粉丹皮　冬桑叶

喉　痈

喉痈托腮牙咬坚急，虽经穿溃，火逆势甚③，咽闭不纳，虑其正虚邪陷神迷，姑拟清解。

羚羊角　金银花　鲜生地　粉丹皮　赤芍药　夏枯草　玉
桔梗　黑山栀

风温蕴郁肺胃，咽腭肿胀而成喉痈，症经一候，燔热汗少，宜先透解为主。

牛蒡子三钱　荆芥穗一钱半　净连翘三钱　象贝母三钱　玉桔
梗一钱　射干五分　大杏仁三钱　制僵蚕三钱　黑山栀一钱半　元
参心一钱半　江枳壳一钱　竹叶二十片

悬　痈

风温闭结，肺胃不达，化火逆络，搅舌悬痈并发，恶寒身热，治以清解。

羚羊角　牛蒡子　薄荷头　双钩勾　净连翘　元参心　玉

---

① 制僵蚕：民国抄本无此药。
② 寒热神倦：民国抄本作"寒热交作"。
③ 火逆势甚：民国抄本作"火热势甚"。

桔梗　冬桑叶①　芦根

喉疳

肺毒喉疳，腐肿焮赤，壮热脉细，气逆痰多，邪不外达，防其内陷神迷。

牛蒡子　小川连　薄荷头　大杏仁　鲜石斛　江枳实　玉桔梗　块滑石　芦根

复诊　以前方去枳实、杏仁，加黄芩、瓜蒌仁。

烂喉疳

风温久郁，化火上蒸，咽喉赤紫而痛，防其腐烂成疳。

牛蒡子　川贝母　玉桔梗　大杏仁　天花粉　广郁金　黑山栀　荆芥穗　黄防风　江枳实　茅根②

乳蛾

风温郁闭肺胃，咽喉肿胀成蛾，寒热无汗，先从透解为主。

牛蒡子　荆芥穗　黄防风　黑山栀　玉桔梗　射干　大杏仁　净连翘　江枳实③　茅根

喉痹

水亏火亢，肺阴劫夺，咽喉时痒，燥结为痹，拟以壮水制阳，收伏龙雷。

熟地黄　败龟板　肥知母　川黄柏　麦门冬　粉丹皮　怀

---

① 冬桑叶：民国抄本无此药。
② 茅根：民国抄本作"芦根"。
③ 江枳实：民国抄本作"江枳壳"。

牛膝　台白芍

火逆上气，咽喉不利，宗仲景法。

北沙参　麦门冬　宋半夏　粉丹皮　金石斛　郁金　大杏仁　芦根

阴亏火亢，肺阴劫夺，咽喉结痹，咳逆音哑，久延成瘵，拟以壮水制阳法。

大熟地　败龟板　川黄柏　肥知母　大杏仁　川贝母　北沙参　元参心

虚痰亢逆，肺阴劫夺，咽喉结痹，肿腐成疳，脉细数，口燥渴，津衰液惫，拟以清肃上焦，兼佐润养肺金之液。

清阿胶　麦冬肉　火麻仁　生石膏　北沙参　大杏仁　霜桑叶　枇杷叶

脉来左大右小，是属阴亏火亢，肺阴被夺，咽喉结痹，拟以补阴收伏龙雷，所谓上病治下之义。

细生地四钱　龟板胶二钱　炒黄柏八分　肥知母一钱半　怀牛膝二钱　淡天冬三钱　大麦冬三钱　鲜石斛三钱　粉丹皮一钱　鲜梨皮五钱　柿霜①三钱

肝郁不舒，木火亢逆，上侮太阴部分，肺金被灼，咽喉痛腐成痹，两脉郁数，左部兼弦，日晡潮热，干呛气逆，时交阳分，身热退而渐安。此木反侮金，于法为逆，急宜怡情舒畅，望其获效则昌。

杜苏子　广橘红　大杏仁　霜桑叶　川贝母　粉前胡　火麻仁　紫口蛤壳　广郁金　北沙参　枇杷叶

又肺喜清肃，肝宜温养，肝肺同病，用药颇难。前进降气

---

① 柿霜：民国抄本无此药。

合清燥法，潮热渐减，左脉弦象亦和，今拟保肺生津，化痰降气，庶几一举两得。

马兜铃　杜苏子　川贝母　清阿胶　广橘红　冬桑叶　北沙参　法半夏　大杏仁　紫口蛤壳　川郁金①　麦冬肉　燕窝

又吹药方：大濂珠　真犀黄　甘中黄　上青黛　滴乳石　大坭②片　轻元　柿霜

风温郁久，咽喉碎腐成痹，痰黏舌腻，拟以清散。

牛蒡子　玉桔梗　大杏仁　川贝母　黑山栀　净连翘　广郁金　元参心　天花粉　荆芥穗　青橄榄　竹叶

烂　喉　痧

本质素薄，近因喉烂时痧后，据述失血过多，阴气又耗，浮阳上逆无制，左耳脓流不已，年将及冠，须饮食加增为妥。

粉归身酒炒，一钱半　炒白芍一钱　刺蒺藜四钱　生洋参一钱半　粉丹皮一钱半　石决明四钱　云茯苓三钱　活磁石三钱　元参心一钱　广陈皮一钱　冬桑叶③一钱

本质素弱，再因过食生冷酸物，致童年气血失畅，形瘦神怯所由来也。刻下新感暑热，兼夹痧秽，痰血鼻血，头昏纳减，暂理新邪，缓调其本。

广藿香　荆芥穗　北细辛　广郁金　赤茯苓　香薷　制川朴　嫩苏梗　大杏仁　块滑石　降香

---

① 川郁金：民国抄本作"广郁金"。
② 坭（ní 泥）：同"泥"。
③ 冬桑叶：民国抄本无此药。

咽喉不利

营亏肝木失养，化风上扰，胸脘嘈杂，咽喉不利，暂拟宣气柔肝，后商补益。

制香附三钱　六神曲三钱　麦冬肉三钱　大杏仁三钱　苍术炭一钱半　川抚芎①一钱　红山栀姜汁炒，一钱半　制半夏一钱半　老苏梗三钱　玫瑰花一朵

又症势已松，治以宣气通络，养血平肝为法。

旋覆花　真猩绛　大杏仁　广陈皮②　制半夏　炒白芍粉归身　制香附　广郁金　枇杷叶　青葱管

耳　漏

余毒阻络，肘肿漫酸，耳根结核，溃脓成漏。

威灵仙　鲜生地　苡米仁③　土茯苓　全当归　鲜首乌鹭丝藤④　丹参心　桑枝

耳　根　痰

风热阻络，耳根结核成痰。

牛蒡子　象贝母　黄防风　荆芥穗　净连翘　大杏仁　全当归　制僵蚕　双钩勾　冬桑叶

---

① 川抚芎：即"川芎"。
② 广陈皮：民国抄本作"丹皮"。
③ 苡米仁：即"薏苡仁"，下文中的"苡仁""薏仁""米仁"皆指"薏苡仁"。
④ 鹭丝藤：即"忍冬藤"。

耳 痛

耳脓已经百有余日，口眼歪斜，壮热无汗，伏邪深入，势属难挽。

粉归身　刺蒺藜　赤茯苓　粉丹皮　荆芥穗　煨天麻　冬桑叶

肝阳上扰，逆络耳中，时有掣痛，久延虑其流水成痛。

石决明　夏枯草　刺蒺藜　黑山栀　净连翘　荆芥穗　苍耳子　黄防风　粉丹皮　双钩勾　冬桑叶

时 毒

风热阻络，耳后项间焮肿而成时毒，延来旬日，消之不易。

牛蒡子　荆芥穗　黄防风　制僵蚕　净连翘　全当归　左秦艽　象贝母　双钩勾　冬桑叶

托 腮 痈

风热蕴阻阳明，齿痛龈肿，外腮结核，拟先疏散。

牛蒡子　黑山栀　荆芥穗　黄防风　薄荷头　元参心　净连翘　粉葛根　冬桑叶　竹叶①

鬓 疽

头顶风阳未平，左鬓结肿成疽，脓腐稍化，焮红胀甚，须避风慎调为妥。

大豆卷　制半夏　荆芥穗　黄防风　制僵蚕　赤茯苓　净

---

① 竹叶：民国抄本无此药。

连翘　江枳壳

对　口　疽

疡逾三候，根坚未化，新肉不生，秽腐不脱，脾胃困顿，正气虽虚，舌尚腻白，胸中湿浊未楚，由营卫内亏，不能化腐化浊，虑有干陷神迷之变。

潞党参　白茯苓　焦白术　制半夏　广陈皮　炙甘草

又神迷酣睡，恶谷厌纳，亦属七恶中之忌款，虑有孤城失守，脾败便泄，昏痉变端。

脑疽坚肿不透，根盘板硬不化，火毒壅滞，姑拟清泄营中之热。

鲜生地　粉丹皮　金银花　皂角刺　石决明　净连翘　黑山栀　羚羊角　芦根

疡不依期而透，根高顶陷，脓稀不腐，毒未外泄，气血已伤，正亏不能引血化腐为脓，虑有火毒反陷入营，神迷痉厥之变，险重症也。姑拟清营泄热，冀其转机为幸。

羚羊角　金银花　粉丹皮　制僵蚕　皂角刺　净连翘　块滑石　鲜首乌①

又疡虽稍退，根坚未化，脉来左弦细右软数，舌苔灰腻而厚，脘痹哕逆，食厌便泄，中焦湿浊不运，姑拟苦辛开达，再望转机。

小川连姜汁炒　制半夏　广郁金　泽兰叶　赤茯苓　藿香梗　制僵蚕　白蔻仁

又疡来几及三候，根盘坚肿，依然不化，脓稀不腐，脾胃

---

① 鲜首乌：民国抄本无此药。

困顿，气血已伤，正气内败，四候内防有变端。

　　鲜石斛　白茯苓　粉丹皮　广郁金　鲜沙参　炒谷芽　广橘红　鲜首乌　鲜佛手　鲜荷梗

　　疡已逾月，而脓腐未尽，饮食难运，大便溏泄，皆因过服寒凉，以致脾胃受损，急宜扶火生土，俾得脾气健而便泄止，始望生机。

　　制洋参　白茯苓　生白术　炮姜炭　炙甘草　益智仁　广陈皮　制半夏　小茴香　淡吴萸　补骨脂　台白芍

　　又服火土相扶之剂，虽饮食依然，而便泄已止，仍宗前法，小变其制。

　　炙黄芪　制洋参　白茯苓　生白术　炮姜炭　炙甘草　益智仁　广陈皮　制半夏　小茴香　炒谷芽　建莲子

　　又脓腐虽脱，新肉淡白，由营卫亏弱，理宜补托为是。然饮食未加，腹中时痛，仍当调养脾胃，若得脾健谷消，则营自足而卫自充矣。

　　潞党参　生白术　白茯苓　炙甘草　制半夏　广陈皮　广木香　益智仁　生姜　大枣

　　疡之腐脱新生，候数前案中已论之甚详，今疡逾三候，大腐渐脱，胃纳渐健，洵是苗秀能实之佳兆。然是症之初，不第医者几欲袖手而旁观，闻之亦孰不咋舌。迄今三陷已过，六脉安和，可见阖府之福运，迥非人力之所能为。

　　真人参　生地黄　粉归身　云茯苓　五味子　台白芍　炙黄芪①　金石斛　广陈皮　石决明　真濂珠　毛燕窝

　　又夫疽疡之发，书所云：内伤者重，外感者轻。至若大小

---

　　①　炙黄芪：民国抄本作"炙甘草"。

偏正，总不越乎此论。今老太耄年患此，原由素积郁怒，肝阳循经上逆，致脑下项间结为对疽。虽是腐不依期，二三候来亦属平顺，兹交四候，脓腐渐清，忽有便溏数次，干呛气逆，想是肝阳上亢无制，脾土受戕，肺金被烁使然，诊得六脉安和，惟嫌少力，所谓美中之不足也。方拟培土生金，纳气归肾法。

真人参　云茯神①　麦冬肉　炒麦芽　炙黄芪　炒谷芽　清阿胶　左牡蛎　野於术　制半夏　真濂珠　毛燕窝　柿霜

疡将二旬，脓已透，腐不脱，胃气不醒，下痢无度，拟扶脾调胃法。

炮姜炭　细柴胡　川升麻　甜冬术　广陈皮　粉归身　赤茯苓　西洋参　广木香　炙甘草　鲜荷叶

又腐肉已化，未能脱落，胃纳渐醒，仍从扶托。

绵黄芪　西党参　甜冬术　粉归身　云茯苓　炙甘草　炮姜炭　川升麻　广陈皮　台白芍　炒谷芽　砂仁末

疽虽见脓，宜小心为要。

荆芥穗　黄防风　净连翘　制僵蚕　细柴胡　刺蒺藜　川羌活　全当归　广陈皮　冬桑叶

风　热　痰

风温夹肝阳胆火，循经上逆阻络，耳后结核成痰，色白漫肿，寒热交作，先以疏解彻邪。

牛蒡子　夏枯草　薄荷头　双钩勾　石决明　刺蒺藜　广郁金　江枳壳　荆芥穗　冬桑叶

---

①　云茯神：民国抄本作"茯苓"。

肝阳化火，循经伤络①，结痰焮赤，寒热交作，脓脚已成，舌色干枯，大便燥结，治以清营泄热。

羚羊角　鲜生地　粉丹皮　黑山栀　金石斛　石决明　双钩勾　冬桑叶　芦根

惊　痰

惊后发痰，虽经溃脓，火热未清，治以泄少阳胆络。

金铃子　双钩勾　赤芍药　广橘红　粉丹皮　夏枯草　象贝母　净连翘

疬　痰

水亏木②亢，胆火逆络，颈项结疬，溃久不敛，津衰液涸，咳逆气升，水愈亏，火愈炽，骨蒸不已，劳损已成，且拟大补阴丸收复龙雷，再商他治。

用大补阴丸合六味丸。

阴亏肝亢，耳后发痰。

刺蒺藜　双钩勾　白茯苓　台白芍　川郁金　广陈皮　石决明　粉归身

丸方用六味丸加阿胶、洋参、当归、白芍、石决明、刺蒺藜、牡蛎。

阴虚肝旺，化火逆络，颈项结痰。

夏枯草二钱　粉丹皮一钱　石决明五钱　制香附二钱　左牡蛎三钱　刺蒺藜三钱　粉归身酒炒，二钱　白芍药一钱半　冬桑叶一钱

---

① 循经伤络：民国抄本作"循经入络"。
② 木：民国抄本作"火"。

幼孩体性风温易袭，项痰屡发屡痊，拟以养阴为法。

鲜首乌　粉归身　象贝母　粉丹皮　元参心　夏枯草　净连翘　冬桑叶

肾阴亏，肝阳旺，胆火逆络，耳项发痰，脉弦紧。微寒热，先理新邪，再商调治其本。

细柴胡　香青蒿　元参心　象贝母　夏枯草　粉归身　石决明　粉丹皮

先天不足，真阴亏败，肝阳独亢，循经伤络，耳项结疬，督脉空虚，筋衰骨痿，身体缩小而现鸡胸龟背之象，脉弦且数。骨蒸久热，肺阴被灼，气逆喘急，损怯根深，法难图治，姑宗景岳肺肾交虚，金水六君煎，备请高裁。

大熟地　全当归　广陈皮　制半夏　云茯苓　炙甘草　川贝母　杜苏子　大杏仁　枇杷叶

先天禀薄，后天生气不足，肝阴有亏，至于颈项结核，溃久不敛，久延防成劳瘵。

炙黄芪　粉归身　炒白术　元参心　云茯苓　左牡蛎　台白芍　西洋参　砂仁末

营亏血不养络，颈下结核成痰，延来两月，脓脚已成，脉来濡弱，寒热食减，拟养营息风，溃后再商补益。

粉归身　台白芍　左秦艽　刺蒺藜　川贝母　荆芥穗　云茯苓　广橘红　制僵蚕　冬桑叶

又痰疡已溃，脓色清稀，治以扶胃为主。

金石斛　炒谷芽　白茯苓　粉归身　广陈皮　刺蒺藜　绵黄芪　台白芍　川贝母

疬痰延来逾载，里核未消，治宜养营托化。

绵黄芪　粉归身　台白芍　白茯苓　刺蒺藜　左牡蛎　小

抚芎　海浮石　川贝母　制半夏　广陈皮　荆芥穗　夏枯草

　　肝邪犯胃，木火亢逆，耳项结核，胸痹痛掣引背，拟以苦辛为治。

　　淡吴萸三分　台白芍一钱半　瓜蒌仁一钱半　小川连三分　制半夏一钱　石决明五钱　刺蒺藜三钱　老苏梗一钱　广郁金一钱　薤白头一钱半

鼻 疳

　　风温久郁，太阴肺气不宣，鼻疳腐烂，宜以清肺化热。

　　鲜沙参　牛蒡子　大杏仁　桑白皮　天花粉　净连翘　元参心　地骨皮　焦山栀　生甘草　竹叶

疬 痰

　　木郁不达，胆火逆络，耳项结核成痰，掀红肿漫，复感微邪，先拟疏解。

　　牛蒡子　夏枯草　象贝母　黑山栀　石决明　钩藤　细柴胡　冬桑叶

虚 痰

　　虚痰溃而不敛，牙疳①流血，皆由阴液不足，营卫并亏，拟以脾胃双补。

　　生地黄　粉归身　台白芍　云茯苓　白扁豆　广陈皮　粉丹皮　苡米仁

---

　　①　牙疳：民国抄本作"牙根"。

牙　宣

大病后少阴之水不足，阳明胃火有余，牙疳出血不止，拟以甘寒清泄。

乌犀角　鲜生地　粉丹皮　赤芍药①　牛膝炭　肥知母　熟石膏　麦冬肉　水芦根　茅根肉

发　斑

惊风寒热后，头面手足紫斑密布，暑邪虽得外达，究系邪火未化，脉数舌干，神情时昧，急用清营化解，望其身热渐退为吉。

乌犀角九分　鲜生地五钱　黑山栀一钱半　淡黄芩一钱半　粉丹皮一钱半　连翘壳三钱　叭杏仁三钱　块滑石三钱　赤芍药一钱半　水芦根一两

---

① 赤芍药：民国抄本无此药。

中部

蛇 头 疔

蛇头疔毒，坚而不腐，焮赤肿胀，引及手背，防其走黄。

小川连　鲜生地　粉丹皮　赤芍药　净连翘　黄防风　金银花　全当归　淡黄芩　竹叶

蛇头疔毒，延绵半月，紫黑已过两节，焮肿及臂，势已走黄，有损指之累。

小川连　鲜生地　粉丹皮　赤芍药　净连翘　黄防风　天花粉　地丁草　全当归　甘草节　竹叶

又手背焮肿已退，疔毒尚未化脱，仍宜清解。

金银花　地丁草　粉丹皮　全当归　广陈皮　甘草节　天花粉　净连翘　赤芍药　竹叶

手 丫 疔

齿咬手指成疔，手背胀及臂弯，毒火走散，手丫又复溃脓，寒热交作，饮食减少，拟清解化毒，望其肿退为幸。

小川连　净连翘　天花粉　赤芍药　左秦艽　粉丹皮　金银花　全当归　广陈皮　竹叶

脉 疽

脉疽坚肿，延来已久，脓脚已成，然此疡溃脓之后收功甚难，惜乎治之晚也。

制首乌　粉归身　台白芍　威灵仙　川桂枝　左秦艽　刺

蒺藜　制半夏　广郁金　嫩桑枝

胛　痈

疔后遗毒，上阻肩胛，结肿成痈，寒热无汗，拟先和解。

细柴胡　黄防风　左秦艽　全当归　延胡索　泽兰叶　制僵蚕　小青皮　老苏梗　江枳壳　桑枝

夹痈（腿胯）

肝疝聚络，凝结成痈，脓孔腐烂，已成虚象，拟以补阴为法。

熟地黄　败龟板　川黄柏　肥知母　苡米仁　广橘红　白茯苓　砂仁末

肺　痈

温邪久郁，化火刑金，咳唾脓血，痰浊带秽，肺痈已成，险重险重。

鲜生地　大杏仁　瓜蒌仁　陈丝瓜子　玉桔梗　紫菀茸　杜苏子　广桃仁　粉前胡　芦根

火逆刑金，咳嗽，痰稠似秽，肺痈之款象也。

紫菀茸　大杏仁　广桃仁　苡米仁　冬瓜子　牛蒡子　玉桔梗

温邪蕴郁肺胃，化火刑金，咳逆呕痰臭秽，肺痈之象也。寒热脉数，治以清化。

紫菀茸　玉桔梗　大杏仁　川贝母　生甘草　黄防风　牛蒡子　天花粉　连翘壳　广郁金　茅根肉

风温郁塞太阴，寒热咳嗽，痰黏腥秽，肺痈象也，先拟透邪为主。

广郁金　大杏仁　粉前胡　杜苏子　制半夏　生甘草　牛
蒡子　玉桔梗　赤茯苓　江枳壳　川贝母

又寒热虽止，脉尚浮数，痰红臭秽，再从清化。

紫菀茸　川贝母　玉桔梗　大杏仁　广郁金　白及　全当
归　粉前胡　元参心　生甘草　茅根肉

肺　痿

两脉细数无神，形衰肉削，脘痹腹痛，骨蒸便泄，咳逆痰
浊腥秽，肺痿已成，险重险重，姑拟扶土生金。

北沙参　生苡仁　冬瓜子　制半夏　广橘红①　白扁豆
紫菀茸　广郁金　白茯苓　建莲子　水芦根

乳　岩

乳岩溃破，在法无治，怡情安养，可以延年，拟以气血
并顾。

生地黄　粉归身　台白芍　西洋参　云茯苓　炒白术　粉
丹皮　广陈皮　砂仁末

乳　痰

木郁不达，逆阻阳明胃络，脘痹哕恶，乳房结核成痰，脉
象左大右濡，拟以辛苦开达，治其本末。

淡吴萸　川楝子　台白芍　制半夏　白蔻仁　老苏梗　广
陈皮　小青皮　橘叶

---

①　广橘红：民国抄本无此药。

肝邪横逆，克阻阳明胃络，乳房结核，延来已久，穿溃不敛，坚肿依然不化，由先天禀薄，水不涵木，势难速效，拟以壮水补阴法，若投疏肝理气之剂，非其治也。

大熟地　台白芍　粉归身　大川芎　潞党参　云茯苓　绵黄芪　枸杞子　左牡蛎　砂仁末　嫩橘叶

肝郁不舒，克阻阳明胃络，两乳房结核成痰，延来旬日，胸痞纳少，急宜怡情安养，可冀消散。

全当归　台白芍　细柴胡　云茯苓　制香附　橘核　川楝子　小青皮　生谷芽　嫩橘叶

又前投逍遥法，两乳痰核右半已退，惟左依然，再拟前法参入泄肝。

川楝子　生白芍　制香附　老苏梗　小青皮　全当归　刺蒺藜　白茯苓　细柴胡　制半夏　广陈皮　生麦芽

乳　癖

年逾四旬，经事失期，营亏肝亢，化火生痰，逆阻阳明胃络，乳房结核成癖，拟以苦辛开泄为治。

淡吴萸　小川连　瓜蒌皮①　台白芍　粉归身　细柴胡　炒白术　白茯苓　制香附　川楝子　砂仁末

又水亏木旺，营枯无以养络，遍体肢麻掣痛，乳房结核成癖，拟以壮水涵木为治。

大熟地　台白芍　粉归身　小青皮　川楝子　广郁金　左牡蛎　砂仁末

又丸方：大熟地　粉归身　台白芍　西洋参　云茯苓　枸

---

① 瓜蒌皮：民国抄本作"瓜蒌仁"。

杞子　山萸肉　厚杜仲　菟丝饼①　怀牛膝　清阿胶　粉丹皮　制香附　川楝子　紫丹参　广郁金②　两头尖　沉香屑　左牡蛎③　陕苑子④

肝横乳癖，脘闷哕逆，纳少便溏，先拟苦辛开泄。

用左金丸合四七汤。

胸 发 痰

气血并亏，胸发虚痰，溃久不敛，形衰神怯，拟以补托养营。

潞党参　粉归身　云茯苓　麦冬肉　广陈皮　十制黄芪　粉丹皮

乳 痈

乳痈脓已溃泄，焮肿势大，治宜疏解为主。

大豆卷　制半夏　小青皮　赤茯苓　全当归　连翘壳　制僵蚕⑤　细柴胡　制香附　江枳壳　竹叶

又痈疡焮肿未退，仍以清营和解。

川石斛　大豆卷　粉丹皮　连翘壳　云茯苓　川楝子　粉归身⑥　制香附⑦　广陈皮⑧　竹叶

---

① 菟丝饼：取净菟丝子置锅内加水煮至爆花，显褐灰色稠状粥时，捣烂做饼或加黄酒与面做饼，切块，晒干。
② 广郁金：民国抄本无此药。
③ 左牡蛎：民国抄本无此药。
④ 陕苑子：指陕西所产沙苑子。民国抄本无此药。
⑤ 制僵蚕：民国抄本无此药。
⑥ 粉归身：民国抄本无此药。
⑦ 制香附：民国抄本无此药。
⑧ 广陈皮：民国抄本无此药。

胃 脘 痛

肝横犯胃，脾不运浊，脘闷呕逆，胸高坚突，推而不移，防成胃脘痈疡，勿得轻视，拟以苦辛为治。

小川连　淡吴萸　白蔻仁　制半夏　广郁金　老苏梗　广木香　白茯苓　小青皮　生姜

素有寒疝横逆，肝邪易亢，克脾戕胃，脾失运转，则胃中之湿浊不化，踞于胃络之间，坚肿结核，虑其延久成脓，脉象左弦右细，木乘脾土显然，拟以温通中下二焦。

川楝子　小茴香　广木香　淡吴萸　川桂枝　干姜　白芥子　白蔻仁　小青皮

病后余浊未楚，踞于胃脘之络，坚肿结核，推之不移，脉象促数无情，舌苔绛紫，延来日久，津液已亏，气血不复，虑有内陷外脱之险。

用旋覆花汤合雪羹煎。

肚 角 痈

劳力伤中，脾失运转，湿浊不化，气机不达，肚角坚肿①成痈，拟以扶土运浊。

杜苏子　白芥子　莱菔子　新会皮　制半夏　白茯苓　白蔻仁　紫降香

寒凝食阻，胃脘偏右掣痛，防成痈疡。

淡豆豉　制香附　老苏梗　江枳壳　淡干姜　制半夏　六神曲　炒麦芽　莱菔子　砂仁末

---

① 坚肿：民国抄本作"坚硬"。

肚　珠

湿热注皮走络，脐上结疽，湿热不化，至晚寒热，满腹发瘰痛痒，宜清宜利，须忌口为要。

焦白术　黄防风　大豆卷　全当归　粉丹皮　连翘壳　苡米仁　赤芍药　块滑石　鲜首乌

腹　癖

阴亏肝横，少腹结癖，耳项结疬，腿膝无力，形衰神夺，久延防成损怯，且拟泄肝和络为治。

用旋覆花汤合金铃子散。

年逾二九，天癸未至，先天不足。显然，阴亏肝旺，少腹结癖，不时攻撑腹痛，骨蒸形瘦，缺盆结痰肿漫，纳少便坚，营枯液竭，劳损之根萌矣。

用左金丸合旋覆花汤。

肝横走络，少腹结核，坚肿酸痛，治以温通。

上肉桂　淡吴萸　小青皮　旋覆花　小茴香　广陈皮　紫丹参　当归须

又仍以和营散坚，泄肝通浊。

上肉桂　全当归　延胡索　淡吴萸　广木香　小茴香　泽兰叶　山楂炭　炙甲片①　全虫②　两头尖　韭菜根

又外疡结脓，色已转红，大属佳兆，脓未透足，仍以攻营。

用溃坚汤合金铃子散。

---

① 甲片：即"穿山甲"，下文中的"山甲""甲末"皆指"穿山甲"。
② 全虫：即"全蝎"。

肝横走络，腹痛结癖。

用吴萸猩绛汤。

胁　痰

阴亏肝旺，克脾戕胃，伤营阻络，胸高坚突，胁痰穿溃不敛，骨蒸经阻，津液惫矣。损怯何疑？备方候高明商治。

西洋参　金石斛　白茯苓　广郁金　北沙参　肥玉竹　广陈皮　枇杷叶

胁　痛

病后余邪未清，右胁板硬掣痛，寒热不已，防结痈脓①。

细柴胡　小青皮　老苏梗　制香附　赤茯苓　刺蒺藜　旋覆花　真猩绛　广陈皮　江枳壳　青葱管

少　腹　痛

寒凝气阻，肝络失和，少腹板痛，治以和营。

旋覆花　小青皮　广木香　台乌药　山楂炭　橘核　延胡索　老苏梗

阴寒凝阻，肝络失和，少腹结核，痛引腰股，治以温通下焦。

大熟地　白芥子　上肉桂　炮姜炭　鹿角胶　青麻黄　广木香　砂仁末

产后营枯络空，瘀凝气滞，肝络失和，少腹结核，坚肿不移，久延防成痈脓之变，拟以和营通络。

---

① 痈脓：民国抄本作"痈疡"。

旋覆花　真猩绛　小青皮　紫丹参　山楂炭　延胡索　泽兰叶　当归须　砂仁末

盘 肠 痈

寒邪夹湿壅塞肠胃络间，始则腹痛，渐由脐旁结肿成形，延绵半月有余，已成盘肠痈脓，势将穿溃，姑拟通腑攻逐为法。

制生军　广桃仁　建神曲　炙山甲　江枳实①　全虫　泽兰叶　延胡索　归须　广木香

大 肠 痈

肝邪横逆阻络，右少腹板窒掣痛，脉形软细，舌苔白腻，时有寒热，腑气塞滞，有肠痈之险。

淡吴萸三分　煨木香五分　小青皮一钱半　炮姜炭四分　大豆卷六钱　川郁金一钱半　台乌药二钱②　建神曲三钱　老苏梗三钱　炒延胡一钱半　山楂炭三钱　赤茯苓三钱　生枳实五分　磨汁冲

小 肠 痈

寒湿阻骱入络，腿胯牵引酸痛，屈伸不便，脉来迟细，舌白腹痛，势有缩脚肠痈之虑，拟用温通络脉为主。

川桂枝　北细辛　左秦艽　全当归　炮姜炭　泽兰叶　白茯苓　粉草薢　黄防风　广陈皮　嫩桑枝

阴寒凝阻入络，腿胯牵引掣痛，屈伸不便，脉来弦细，腹痛舌白，势成缩脚肠痈之虑。

---

① 江枳实：民国抄本作"江枳壳"。
② 二钱：民国抄本作"三钱"。

上肉桂　大熟地　鹿角霜　青麻黄　白芥子　炮姜炭　当归须　延胡索　山楂炭　江枳壳　桑枝

发　背

暑邪夹郁热阻于营分，背左焮肿结成发背①，脓腐不透，根坚散大，脉弦硬，饮食少，势在方张，未免有加大加重之变。

嫩苏梗　川羌活　全当归　连翘壳　黄防风　制僵蚕　鲜首乌　江枳壳　块滑石　嫩桑枝

发背已届两候，脓脚秽腐不脱，年高身弱，防有变端。

川桂枝　老苏梗　炮姜炭　白茯苓　全当归　川羌活　黄防风　制僵蚕　江枳壳　嫩桑枝

背疽腐肉未清，治以托化。

生黄芪　粉归身　云茯苓　左秦艽　黄防风　广陈皮　制僵蚕　川羌活　老苏梗　嫩桑枝

搭　疽

搭疽过候，脓不透，根盘坚肿，腐不化，火毒势盛，大便坚急，寒热交作，高年犯此重症，虑有陷闭神迷变端。

羚羊角　鲜生地　黑山栀　粉丹皮　皂角刺　金银花　江枳壳　赤芍药　净连翘　嫩芦尖

湿热夹肝郁阻络伤营，背右焮肿而为搭疽，疡经旬日，根坚脓腐不化，脉来紧郁，舌黄纳减，势有鸱张之虑。

老苏梗　全瓜蒌　粉丹皮　江枳壳　连翘壳　全当归　左秦艽　川羌活　制僵蚕　鲜首乌　嫩桑枝

---

① 发背：原作"发疽"，据民国抄本改。

搭疽已届旬日，根坚脓腐未化，势有加大加重之虑。

大豆卷　小青皮　老苏梗　川羌活　全当归　黄防风　制
僵蚕　赤茯苓　江枳壳　嫩桑枝

肾俞痰

肝肾阴亏，寒凝气阻，腰发肾俞虚痰，延来半载，脓脚将
成，脉细涩，无寒热，口舌干燥，津液两枯，拟以营卫并顾。

西潞党　大熟地　怀山药　山茱萸　厚杜仲　全当归　枸
杞子　炙甘草　鹿角霜　菟丝饼

又丸方：用大补元煎合八仙长寿丸。

腰疽

肝邪走络，腹痛引腰，色白漫肿，防成疽疡，脉形细数，
精衰神夺，纳少便泄，势属极险。

左金丸　制半夏　云茯苓　老苏叶①　制川朴　生姜
大枣

疮鼓

疮久脾伤，湿热不化，面浮腹满，防成疮鼓。

焦白术一钱　大腹皮洗，二钱　粉草薢三钱　苡米仁三钱　连
翘壳一钱半　赤茯苓三钱　福泽泻一钱　海金沙二钱　川通草五分
嫩桑枝五钱

---

① 老苏叶：民国抄本作"老苏梗"。

瘅^① 腹 胀

劳力伤脾，脾不运转，湿浊不化，面浮肢肿，虑成瘅腹，拟以扶正运湿。

炒冬术　赤茯苓　福泽泻　制半夏　金银花　猪苓　苡米仁　川通草

湿热入腹，而成瘅胀^②。

用五皮饮合五苓散。

又流痰已敛，瘅胀微平，仍拟前法加减治之。

五皮饮合五苓散，每朝服小温中丸三钱。

肿 满

疟久后伤中，脾土受戕，脾为卫之本，胃为营之源。营卫交虚，则湿浊不化，便溏腹满，四肢面目^③皆肿所由来也，拟扶土分泄。

老桂木五分　焦白术一钱　赤茯苓二钱　福泽泻一钱　大腹皮一钱半　猪苓一钱　桑白皮二钱　五加皮二钱　冬瓜皮三钱　新会皮一钱　生姜皮五分　通草五分

风温夹湿蕴郁太阴，寒热咳嗽，遍体腹胀，虑延成蛊之险。

桑白皮　新会皮　大腹皮　葶苈子　川通草　带皮茯苓　牛蒡子　大杏仁　川羌活　黄防风　生姜

---

① 瘅（dān）：一为湿热，《素问·脉要精微论》："瘅成为清中。"王冰注："瘅，谓湿热也。"一为热症，《素问·奇病论》："此五气之溢也，名曰脾瘅。"王冰注："瘅，谓热也。"

② 瘅胀：民国抄本作"瘅腹"。

③ 面目：民国抄本作"面耳"。

脾阳失运，脘胀①痞塞，气喘肤浮，高年虑成肿满。

代赭石　旋覆花　制半夏　赤茯苓　广郁金　广陈皮　淡干姜　潞党参　建神曲　枇杷叶

去秋产后营亏感寒，腹胀及遍身掣痛，晡暮寒热，心悸盗汗，拟养营合建中法。

炙黄芪　粉归身　香青蒿　制香附　台白芍桂枝炒　云茯神②　炮姜炭　炙甘草　饴糖

又寒热半载不止，脉来弦细而数，产后邪已入营，姑先和解，望其疟止再商。

细柴胡鳖血炒，八分　秦艽一钱半　粉归身酒炒，一钱半　制半夏一钱半　炙甘草三分　赤茯苓三钱　川桂枝四分　广木香四分　建神曲三钱　紫菀茸一钱半　生姜一片　大枣一枚

又寒热已止，身痛未平，仍从前法加减。

左秦艽三钱　炙鳖甲四钱　细柴胡五分　粉归身酒炒，一钱半　制半夏一钱半　云茯苓三钱　紫菀茸一钱半　北沙参三钱　地骨皮三钱　炙甘草三分　小青皮一钱半　广木香五分　生姜一片　大枣一枚

气　痹

湿热内阻，气痹不达，胸闷哕逆，拟以苦辛为治。

小川连　广陈皮　白蔻仁　淡干姜　赤茯苓　江枳实③　制半夏　竹二青④

---

① 脘胀：民国抄本作"脘闷"。
② 云茯神：民国抄本作"云茯苓"。
③ 江枳实：民国抄本作"江枳壳"。
④ 竹二青：即"竹茹"。下同。

脾　虚

劳动伤脾，脾虚便泄。

焦白术　云茯苓　炮姜炭　防风根　广陈皮　台白芍　益智仁　广木香　煨玉果

湿　热

湿热内阻，气痹不化，走络伤营，肢疼节痛，舌白腻滑，脘痹哕逆，拟以苦辛开泄，宣里达表。

小川连　制半夏　泽兰叶　广郁金　左秦艽　赤茯苓　白蔻仁　江枳实①　块滑石　竹二青　嫩桑枝

泄肝和胃，以渗湿热。

炙木瓜　苡米仁　建莲肉　赤茯苓　新会皮　焦丹皮　炒黄柏

又丸方：大熟地　云茯苓　粉丹皮　福泽泻　山萸肉　怀山药　焦茅术　菟丝饼　厚杜仲　广陈皮　北五味

用神曲打糊为丸，每朝四钱米饮送下。

中虚肝亢，湿热留着，腹满妨食，拟苦辛法。

大熟地　小川连　炒黄柏　炙木瓜　炮姜炭　大腹皮　小青皮　冬瓜皮

阴亏络空，湿热阻络，腿股软弱无力，不能任地伸舒而为拘痿。此由络脉为病，难于骤然见效，拟以扶正和中。土旺则湿自化，营卫自和矣。

潞党参　焦白术　云茯苓　炙甘草　制半夏　广陈皮　粉

① 江枳实：民国抄本作"江枳壳"。

归身　炙木瓜　怀牛膝　苡米仁　双钩勾

吐泻后暑湿未清，气痹不达，拟以开泄。

广藿梗　大腹皮　老苏梗　制半夏　广陈皮　香薷　白蔻仁　玉桔梗　块滑石

脉虚而细，营血不足，肝阳有余，舌强少语，舌苔白腻，痰涎涌盛，类中脾络。古人谓：血虚肝厥者，治以填补。然中焦湿浊不运，口甜不能饮食，先拟息风和阳，豁痰通络，望其转机为幸。(脾家类中)

羚羊角一钱半　制半夏一钱　双钩勾三钱　云茯神二钱①　广橘红一钱　远志炭五分　石决明八钱　川石斛②三钱　广郁金一钱③　粉归身酒炒,一钱半　石菖蒲三分　竹二青五分

先天后天俱不足，三阴亏损，故年已二九，天癸未至，小溲淋沥，遍体络中掣痛所由来也，拟以脾肾兼顾。

大熟地　败龟板　川黄柏　肥知母　绵黄芪　云茯苓　甜白术　炙甘草　枸杞子　厚杜仲

又丸方：大熟地　败龟板　川黄柏　肥知母　山萸肉　西洋参　云茯苓　台白芍　枸杞子　厚杜仲　粉丹皮　桐城秋石④　用怀山药磨粉煮糊为丸

寒积腹痛，治以温通。

煨木香五分　云茯苓三钱　建神曲三钱　制香附三钱　老苏梗二钱　江枳实一钱半　炮姜炭三分　花槟榔一钱　台乌药一钱　鲜荷梗五寸

---

① 云茯神二钱：民国抄本作"云茯苓三钱"。
② 川石斛：民国抄本无此药。
③ 一钱：民国抄本作"一钱半"。
④ 桐城秋石：指安徽省桐城制造的秋石。秋石有滋阴降火之功。

黄　疸

劳力伤中，脾失运动，便溏溲浊，目黄面浮，拟以分泄三焦。

绵茵陈　炒米仁　广陈皮　炒白术　制半夏　广郁金　老苏梗　赤茯苓　川通草

又劳力伤脾，脾不运湿，目黄便赤①而成疸也。

焦白术　苡米仁　赤茯苓　福泽泻　绵茵陈　官桂　广郁金　海金沙　川通草②　猪苓片　砂仁末

胸痞哕逆，知饥纳少，湿热迷漫中焦，虑其肿胀虚黄。

淡豆豉　黑山栀　制半夏　赤茯苓　黄防风　瓜蒌皮　川熟附　淡干姜　江枳壳　大杏仁　竹二青姜汁炒

翻　膈

抑郁伤肝，肝横克脾戕胃，食入辄吐，右脉虚困，左部似嫌太旺，舌苔白腻，腹满如鼓，气血大亏，遍体兼有白㾦，此名翻膈。治之殊难奏效，勉拟降逆和中一法，望其安谷则昌。

旋覆花　代赭石　淡干姜　赤茯苓　川郁金　小川朴　制半夏　新会皮　江枳壳　伏龙肝　竹二青姜汁炒

又前投扶土降逆，腹满稍软，胃能安谷，惟左脉仍弦，嗳气不平，想高年气血已衰，刚脏无以柔养，胀气一时未能适服，久病初得小效，难以骤许无妨。

川郁金　江枳实　赤茯苓　制半夏　广木香　炙木瓜　广

---

① 便赤：民国抄本作"便溏"。
② 川通草：民国抄本作"川连通草"。

陈皮　制香附　小川朴　老苏梗　沉香屑　伏龙肝

又左脉弦硬转和，腹满亦得宽软，大获佳兆，但纳谷后仍有呕恶，胸膺红斑白㾦叠见，舌苔灰厚，大便四五日不解，木旺土衰，胃虚脏燥无疑，勉拟宣达中宫，制肝培土，希冀图幸于万一。

炒香豉　黑山栀姜汁炒　赤茯苓　广陈皮　制半夏　小川朴　瓜蒌仁玄明粉拌炒　江枳实　大杏仁　竹二青姜汁炒

肝　气

病后伏浊未楚，兼夹肝邪横扰，脘痹哕逆，少腹结核，拟以苦泄辛开，宣里通表。

淡吴萸　小川连姜汁炒　制半夏　小青皮　旋覆花　橘核　泽兰叶　淡干姜　砂仁末

又哕逆虽止，肝邪未平，仍拟苦辛相合，能降能通之意。

淡吴萸　小川连姜汁炒　制半夏　广陈皮　云茯苓　白蔻仁　旋覆花　淡干姜　青葱管

木乘土位，脘痹哕呕，胁胀胸突，腹鸣便泄，治以苦辛。《经》所谓：伐寇安民，制其所胜。

用左金丸合四七汤。

肝胃不和，脘痹哕逆，时吐清水，食纳则胀，饮浊不化，拟以温和。

川桂枝　白茯苓　焦白术　炙甘草　瓜蒌仁　薤白头　白蔻仁　白降香

木郁不达，胸痹痛引腰背。

瓜蒌皮　制半夏　广郁金　台白芍　广橘红　薤白头　老苏梗　淡干姜　白蔻仁

劳力伤肝，肝伤则血不调，横逆走络，腹傍结核板肿，拟以和营通络。

旋覆花　真猩绛　淡吴萸　小茴香　广木香　橘核　延胡索　当归须　青葱管

肝横克脾，脘痹哕逆，中焦湿浊不运，拟以开达。

小川连姜汁炒　制半夏　广郁金　双钩勾　石决明　广陈皮　赤茯苓　老苏梗　砂仁末

肝胃不和，脘痹腹痛，哕逆清水。

老桂木　焦苍术　制半夏　淡干姜　广陈皮　白蔻仁　淡吴萸　台白芍　丁香柄①去油　生姜

血枯肝旺，头眩耳鸣心悸。

大熟地　粉归身　台白芍　野於术　绵黄芪　刺蒺藜　石决明　云茯神　双钩勾　大南枣

肝邪走络，少腹痛引腿足。

用左金丸合旋覆花汤。

肝横腹痛，纳少便坚。

全当归　怀牛膝　淡苁蓉　福泽泻　川升麻　江枳壳

温邪感胃，化火蒸热，自汗不解，脘痹哕逆，舌白便泄，拟以开达上中二焦。

用葛根黄芩黄连汤。

肝气横扰，少腹掣痛，拟以苦辛法。

淡吴萸川连三分煎汁拌炒，三分　川楝子三钱　云茯苓三钱　炒延胡一钱半　建神曲三钱　老苏梗三钱　广陈皮一钱　制香附三钱　沉香屑五分

———

① 丁香柄：民国抄本作"丁香饼"。

癞　疮

营枯血燥，遍体发癞。

鲜首乌　粉丹皮　金银花　鲜生地　粉归身　净连翘　赤茯苓　嫩桑枝

附　骨　疽

营亏络空，阴寒袭阻，腿股酸楚，色白蔓肿，已成附骨阴疽，非用温通不能奏效。

大熟地　青麻黄　鹿角霜　炮姜炭　白芥子　上猺肉①

又温经通络，已得耴②效，根松顶平，大有消散之意，仍用前法小变其制。

大熟地　青麻黄　鹿角霜　炮姜炭　白芥子　上猺肉　淡苁蓉　怀牛膝　紫丹参　泽兰叶　粉归身

附　骨　痰

先后天俱不足，三阴亏损，骨痿筋衰，致成附骨虚痰，痼疾重损之根萌矣。

西党参　大熟地　怀山药　山茱萸　厚杜仲　全当归　枸杞子　炙甘草

贴　骨　疽

寒凝湿阻，络脉违和，左环跳酸痛而形流注，寒热腹痛，

---

① 上猺肉：即瑶肉，瑶桂。指广西大瑶山区所产的肉桂，旧称黄瑶桂，质佳。下同。下文"上猺桂"亦同此。

② 耴：民国抄本作"取"。

治以温通。

川桂枝　北细辛　左秦艽　川独活　黄防风　白茯苓　全当归　川草薢　延胡索　川通草　嫩桑枝

环　跳　痈

湿热阻络伤营，右环跳焮红结肿成痈，脉来弦滑，寒热无汗，高年犯此，防其邪热内陷，须得汗为吉。

大豆卷　赤茯苓　左秦艽　川草薢　黄防风　连翘壳　焦白术　全当归　薏苡仁　川通草　嫩桑枝

阴寒阻络，环跳生痈，屡进温通以得大效，仍用阳和为主。

大熟地　青麻黄　上猺桂　鹿角胶　炮姜炭　白芥子　全当归　白茯苓　左秦艽　怀牛膝　嫩桑枝

湿热阻络伤营，腿胯结核掣痛，旬日不解，势有贴骨痈之虑。

生绵纹①　玄明粉　赤茯苓　川草薢　泽兰叶　江枳实制川朴　延胡索　制僵蚕　左秦艽　全当归　川通草

又前投和营通腑法，腿胯痛势稍缓，而形觉大，屈伸依然不便，脉来弦迟，饮食少纳，成痈后最难全愈。

左秦艽　当归须　延胡索　川独活　紫丹参　泽兰叶　炙甲片　洗全虫　制僵蚕　川草薢　川通草　嫩桑枝

又攻营逐络，肿痛稍缓，形渐移下，惟寒热交作，饮食不纳，恐其久延成脓。

左秦艽　川独活　当归须　炙甲片　北细辛　川草薢　延

---

①　生绵纹："锦纹"为"大黄"之别称，"生绵纹"疑为"生锦纹"之误。

胡索　泽兰叶　洗全虫　川通草　紫丹参　广木香

痈疡大脓已溃，液燥津枯，须望调理得宜，饮食加增为佳。

川石斛　粉归身　左秦艽　麦冬肉　炒谷芽　白茯苓　粉丹皮　广陈皮　竹叶

湿热阻络伤营，左腿胯结核掣痛，寒热交作，势有贴骨痈疡之虑。

大豆卷　焦茅术　川萆薢　左秦艽　全当归　延胡索　黄防风　北细辛　泽兰叶　洗全虫　川通草　嫩桑枝

又寒热已轻，腿胯结核依然未退，脉来弦滑，舌干腻，势难速效。

大豆卷　赤茯苓　制半夏　广陈皮　江枳壳　川独活　延胡索　左秦艽　泽兰叶　川萆薢　紫丹参　当归尾

翻花肾岩

素有淋浊不止，阴亏湿降无疑，今茎头坚肿，气陷作痛，久则虑延翻花岩毒，急宜静心安养，适宜为要，姑拟大补阴法，壮水制阳。

大熟地　败龟板　川黄柏　肥知母　粉丹皮　薏苡仁　麦冬肉辰砂拌

肾岩翻花已成，在法图治非易，怡情安养，可以延年。

大熟地　败龟板　川黄柏　肥知母　绵黄芪　厚杜仲　苡米仁　砂仁末

又丸方：大熟地　败龟板　川黄柏　肥知母　粉丹皮　山茱萸　云茯苓　绵黄芪　台白芍　野於术　西洋参　厚杜仲　粉萆薢　苡米仁　菟丝饼

蜜炼为丸，每朝服五钱，用淡盐汤送下。

淋　浊

湿火下注，膀胱输化失司，小溲淋沥，龟头肿胀作痛，治理下焦肝肾两络。（湿火下疳）

龙胆草　细柴胡　黑山栀　淡黄芩　细生地　车前子　福泽泻　川木通　全当归　甘草梢

淋浊久患，肾阴大亏，腰背疼㛋，头眩目旋，拟以壮水潜阳。

用大补阴合八仙长寿。

木旺土衰，脾失健运，郁湿化火下陷，二便气闭不宣，延久阴气已伤，脉虚纳少，草木恐难奏效也。

生洋参　中原地　炒黄柏　炒知母　云茯神辰砂拌　败龟板　小川连盐水炒　红山栀　龙胆草　鲜荷蒂①

内服珠黄散方：真犀黄　上濂珠　小川连　真血珀　益元散　甘中黄

用蜜水调服。

囊　痈

湿火下结，囊红湿烂，口渴舌燥，秽腐不脱，津液已伤，外疡险症，防其昏厥。

乌犀角　鲜生地　粉丹皮　赤芍药　银花子②　江枳壳

寒湿下注，厥络违和，睾丸肿大，寒热舌白，防延痈脓。

细柴胡八分　小青皮一钱半　真橘核三钱　山楂炭三钱　煨木

---

① 鲜荷蒂：民国抄本作"鲜荷叶"。
② 银花子：即"金银花子"。

香五分　赤茯苓三钱　川楝子三钱　延胡索一钱半　粉草薢三钱
江枳壳一钱半　川通草八分

症经四日，由囊胀①而渐及灼热无汗，脉数少神，神识时昧，便溏冷笑，舌大语强，肾阴已亏，虑其正不敌邪，有内陷之险。

小川连土炒，三分　粉葛根一钱半　淡黄芩一钱半　元参心一钱
江枳壳一钱　生甘草三分　大豆卷五钱　广藿香一钱半　范志曲②
三钱　连翘心一钱半　竹心三十支③

肛　门　痈

疡由冲任经虚，清阳不升，经脉横解，肠癖气陷，湿热随气下注肛门，为肿为脓，溃久不敛，已成漏管，脓头不孔，精枯脂流，脉形细数，微寒潮热，气血大伤，拟以益气补中，宗东垣"陷者，举之"之意。

人参条另煎冲，五分　大熟地四钱　粉归身酒炒，二钱　绵黄芪
蜜炙，三钱　野於术百蒸炒，一钱　川升麻三分　细柴胡三分　广陈
皮五分　厚杜仲盐水炒，三钱　左牡蛎三钱　枸杞子酒炒，三钱　砂
仁末五分　荷叶蒂三枚

又丸方：用大补阴合六味。

肝肾阴亏不足，相火易于妄动，骨蒸久热，肛门结肿成痈，虑其穿溃成漏。

大熟地　败龟板　川黄柏　肥知母　鲜首乌　粉丹皮　叭
杏仁　槐花米

---

① 囊胀：民国抄本作"囊肿"。
② 范志曲：即"建神曲"。
③ 三十支：民国抄本作"二十支"。

阴亏湿降，气陷肛肿，成脓为疡，溃久不敛，漏管已成，拟以养阴里托。

大熟地　败龟板　川黄柏　肥知母　麦冬肉　西洋参　粉丹皮　槐花米

肺肾交虚，金水同治。

用四物汤合金水六君煎：熟地　白芍　当归　川芎　半夏　陈皮　茯苓　甘草

疮后湿热未尽，湿随气陷，肛门焮肿结痛，寒热交作，成脓象也，脉弦大，舌白渴，治以攻营清利。

地榆炭　延胡索　槐花米　当归尾　赤芍药　制僵蚕　泽兰叶　连翘壳　叭杏仁　江枳壳　嫩桑枝

又痛溃脓多臭秽，肿虽已退，湿热未尽，仍宜清营利湿为法。

当归尾　粉丹皮　赤茯苓　槐花米　炒谷芽　连翘壳　广陈皮　粉草薢　川通草　嫩桑枝

去冬便血后，湿火壅结肛门，结肿成痛，溃来三月，左肛沿窜，管又穿破，煎剂虽未停，而湿热未经清理，小溲频数，脘胀腹满，症属难愈，虑其肤胀腹鼓之险。

焦茅术　赤茯苓　福泽泻　粉草薢　车前子　炒谷芽　粉归身　大腹皮　广陈皮　川通草　淡竹叶

又湿热未清，苔白哕恶，至晚寒热，拟和解泻心法。

制半夏　广陈皮　赤茯苓　炒淡芩　小青皮　江枳壳　小川连姜汁炒　焦白术　制川朴　川通草　细柴胡鳖血炒　竹叶

又疡久正亏，虚气下陷，肛肿痔疡坠痛，疮口不敛，须调理得宜，方许收功。

西党参　川升麻　台白芍　炙甘草　绵黄芪　细柴胡　甜

冬术　粉归身　广陈皮　荷叶蒂

粪　鼠

疡溃月余，气血大伤，身热自汗，急宜填补。

粉归身　炒白术　云茯苓　制黄芪　肥玉竹　广陈皮　人参条　粉丹皮　苡米仁

痔

气陷痔肿，便溏便血，脉象弦数，拟以苦燥兼阴。

小川连三分　川黄柏五分　防风根一钱　焦白术一钱　玉桔梗一钱　秦艽一钱　白头翁一钱半　台白芍一钱半　荷叶蒂三枚

臀　痈

疡溃脓不泄，根坚不化，舌白腻，由高年气虚，中焦湿浊不运，拟用扶正和中。

用归芍六君子汤。

余火未退，营卫两弱，大便坚急。

鲜生地　鲜首乌　叭杏仁　槐花米　淡黄芩　江枳壳　火麻仁　柏子仁　松子肉

便　血

肺胃同病，便血痰红频咳，稚年小心调理为要。

紫菀茸一钱半　叭杏仁三钱　玉桔梗一钱　黑山栀一钱半　淡黄芩一钱半　地榆炭一钱　川贝母二钱　赤芍药一钱　广郁金一钱半　鲜荷叶一方

湿　热

湿热阻痹，遍体陡然浮肿，理宜疏解。

大腹皮　赤茯苓　福泽泻　制半夏　生麦芽　老苏梗　粉丹皮

囊　湿

肾虚湿降，治以补阴为先。

大熟地　败龟板　肥知母　川黄柏　厚杜仲　粉丹皮　菟丝饼　川萆薢

搭　疽

搭疽一候，根盘红肿，顶突宽松，脓结不透，寒热交作，拟以清泄营中之热。

鲜地　赤芍　丹皮　川连　山栀　连翘　枳壳

臀　痈

湿热已去，胃纳亦复，瘀腐虽脱，根坚未化，治以扶正和营。

人参　麦冬　茯苓　归身　半夏　白芍　广陈皮　苡米仁

流痰流注部

产后营枯络空，阴寒偶阻，肘发流痰①，溃久不敛，况平日茹素津亏，将何气血生新收口，延久防成损瘘，治以补托。

大熟地　粉归身　台白芍　绵黄芪　云茯苓　甜冬术　威灵仙　砂仁末　嫩桑枝

流痰结毒②，最难收口，由先天禀薄，后天生气不足，营亏卫弱所致，须要饮食滋味得宜，冀其气血充盈，可望收功日期。

西洋参　粉归身　大熟地　台白芍　云茯苓　甜冬术　绵黄芪　山萸萸　枸杞子

又病久中虚，脾失运转，气机不达，中焦湿浊不化，腹满肚痛，大便溏泄，虑延瘅胀重症，拟以苦辛开达，分泄三焦，望其转机为幸。

淡吴萸　大腹皮　制半夏　淡干姜　广陈皮　赤茯苓　广木香　小青皮　草果仁　老苏梗　生姜皮

气血两亏，骨蒸经阻，遍发流痰肿漫，虑其延久成脓，拟以营卫并顾。

大熟地　粉归身　台白芍　绵黄芪　制首乌　甜冬术　云茯苓　枸杞子

先后天俱不足，营亏血不充络，腿发流痰，溃久不敛，少腹结核坚肿，久延防成损怯，姑拟温通下焦肝肾两络。

---

① 肘发流痰：民国抄本作"时发流痰"。
② 流痰结毒：民国抄本作"流痰溃后"。

上肉桂　鹿角胶　旋覆花　真猩绛　紫丹参　当归须　真橘核　泽兰叶　嫩白薇　砂仁末　青葱管

先天禀薄，后天生气不足，三阴亏损，营虚血不充络，股发流痰，溃久不敛，精枯脂流，督脉空虚，筋衰骨痿，身体缩小，渐有龟背鸡胸之状，童损何疑？姑宗《经》旨：先天不足，以后天培补之。幸能脾胃醒复，饮食加增，再商丸剂调治其本。

人参条　云茯苓　广陈皮　制首乌　建莲子　百蒸於术　台白芍　炙木瓜　炙甘草　砂仁末

平日茹蔬，阴分本亏，气血两弱，不能充满，肢发流痰，溃脓不敛，骨蒸久热，防成损怯。

用八珍汤。

气血两亏，湿热聚络，遍体流痰肿漫，延久穿溃，虑成损怯。

制首乌　粉归身　薏苡仁　粉丹皮　紫丹参　土贝母①　川萆薢　泽兰叶　川牛膝　嫩桑枝

气血两亏，肢发流痰，溃久不敛，本拟补托，脉来左弦右细，木旺乘脾，食纳则腹痛便泄，先图其标，拟苦辛相合法。

淡吴萸川连三分煎汁炒，三分　台白芍一钱半　小青皮一钱　广木香五分②　云茯苓二钱　焦白术一钱　防风根一钱　大黑枣三枚

每朝服四神丸三钱。

营枯气阻，虚寒逆络，右胁色白漫肿结成流痰，延来百日，恐难消散。

川桂枝　青麻黄　老苏梗　制香附　全当归　泽兰叶　白

---

① 土贝母：即"浙贝母"。
② 五分：民国抄本作"一钱"。

芥子　制僵蚕　江枳壳　嫩桑枝

营血素亏，湿热下注走络，左足结肿而形流痰，延来日久，外皮时见红紫，脉来郁紧，形色痿黄，拟养营利湿，佐以宣气为法。

粉归身　白茯苓　左秦艽　炒米仁①　川草薢　黄防风　焦白术　粉丹皮　川通草　广陈皮　嫩桑枝

流注脓结不透，当以溃坚攻托。

制半夏　黄防风　全当归　左秦艽　川独活　泽兰叶　嫩桑枝

风寒阻络，遍发流注，先以温通经络。

川桂枝　左秦艽　黄防风　制半夏　全当归　泽兰叶　江枳壳　川羌活　嫩桑枝

暑热为寒凉遏伏，营络失和，遍发流注，色白肿蔓，寒热交作，治以温散。

川桂枝　紫丹参　川独活　泽兰叶　制半夏　左秦艽　粉归身　薏苡仁　江枳壳　六一散

暑热为寒凉遏伏，内不得入于脏腑，外不得越于皮肤，客于肉里，行于血络。股发流注肿蔓，寒热交作，非用溃坚攻托，不能奏效。

用溃坚汤。

温邪郁于肺胃，化火刑金伤络，咳逆痰浊，外发流注，溃而不敛，脉细数，形神怯，口渴喜饮，津枯液极，势属险甚，姑拟甘寒清泄，冀其转机为幸。

鲜生地　肥知母　鲜石斛　紫菀茸　白茯苓　新会红　嫩

---

① 炒米仁：民国抄本作"砂仁末"。

芦根

疡已消散，气血未和，仍拟攻营和解。

全当归　左秦艽　川羌活　泽兰叶　黄防风　制僵蚕　炙山甲　粉丹皮　小青皮　块滑石　老苏梗　江枳壳

疡脓未清，湿未尽，拟养胃利湿。

制半夏　赤茯苓　广陈皮　川草薢　粉归身　福泽泻　川通草　薏苡仁　生谷芽　苍术炭　嫩桑枝

络伤湿阻，营分违失①，左肩及少腹酸楚肿痛而形流注，寒热交作，先拟温散。

羌独活　北细辛　黄防风　左秦艽　全当归　泽兰叶　制僵蚕　延胡索　大豆卷　江枳壳　嫩桑枝

又左肩流疡已溃，少腹硬块未消，寒热不已，治以和解通络。

细柴胡　小青皮　山楂炭　当归尾　延胡索　泽兰叶　洗全虫　广桃仁　赤芍药　块滑石　嫩桑枝

络伤瘀阻，乳旁偏左掣痛，寒热交作，防成流疡。

青木香　延胡索　当归须　制香附　老苏梗　细柴胡　小青皮　泽兰叶　广桃仁　江枳壳　嫩桑枝

又寒热不已，流疡恐难消散。

老苏梗　制香附　延胡索　广桃仁　当归须　青木香　细柴胡　刺蒺藜　泽兰叶　江枳壳　嫩桑枝

湿热未尽，络伤瘀阻，左腿骱旁掣痛，有流疡之累。

川桂枝　北细辛　延胡索　川草薢　泽兰叶　全当归　左秦艽　黄防风　川通草　独活　嫩桑枝

---

① 营分违失：民国抄本作"营分违和"。

流疡将及半月，脓脚已成，治以攻托。

广木香　全当归　泽兰叶　川羌活　延胡索　江枳壳

又流疡脓结不透，治以攻托。

细柴胡　皂角刺　全当归　老苏梗　延胡索　制香附　川羌活　江枳壳　小青皮　嫩桑枝

湿热阻于营分络间，左膊及右胁肿痛而形流注，并两腿腰间痛无定处，寒热交作，难免窜发之累。

细柴胡　小青皮　泽兰叶　羌独活　老苏梗　江枳壳　黄防风　全当归　左秦艽　延胡索　嫩桑枝

络伤邪阻，右胁酸痛而形流注，寒热交作，先从疏散。

川羌活　左秦艽　全当归　泽兰叶　北细辛　制僵蚕　黄防风　延胡索　细柴胡　江枳壳　嫩桑枝

风温阻络伤营，遍体掣痛而形流注，寒热交作，先拟透散。

羌独活　细柴胡　全当归　左秦艽　泽兰叶　黄防风　制香附　老苏梗　小青皮　江枳壳　嫩桑枝

又汗多寒热不已，流疡五处，故未获消散也。

细柴胡　黄防风　羌独活　全当归　左秦艽　延胡索　泽兰叶　老苏梗　制僵蚕　江枳壳　嫩桑枝

又流疡已形九处，脉弦烦热，汗多不解，须望寒热退后，可冀消散。

大豆卷　左秦艽　全当归　泽兰叶　紫丹参　延胡索　净连翘　黄防风　制半夏　江枳壳　川通草　嫩桑枝

寒热止后，流疡已经平散，兹则身热陡来，肿又复作，脉数苔灰腻，二便甚少，再以和解宣络，佐以清热利湿，冀其寒热速止为妥。

羚羊角　左秦艽　连翘壳　全当归　大豆卷　川草薢　法

半夏　江枳壳　瓜蒌仁　焦茅术　白茯苓　块滑石

　　流注虽痊，气血不复，营亏络空，复发两处，治以补托，冀其气血充盈，方能消散，否则复有成脓之患。

　　大熟地　炙黄芪　炒白术　云茯苓　粉归身　台白芍　川续断　砂仁末　炙甘草

　　流注色白肿漫，气血为寒阻滞，延来日久，虑成脓也。

　　川桂枝　鹿角胶　制半夏　黄防风　炙山甲　全虫　广陈皮　全当归

　　阴亏络空，虚寒凝阻，腰发流注，色白肿漫，延久溃脓，防成损怯，拟以温通。

　　上肉桂　大熟地　鹿角胶　炮姜炭　白芥子　青麻黄　厚杜仲　菟丝子　粉归身

诸风部

历 节 风①

劳碌伤营，湿热不化，走注经络，肢痛节肿而为历节风痹。

全当归　黄防风　紫丹参　威灵仙　片姜黄　粉丹皮　制半夏　刺蒺藜

产后营枯络空，阴寒阻着，腿足酸楚，肢麻节痛，防为历节风痹。

大熟地　鹿角胶　川桂枝　左秦艽　粉归身　薏苡仁　川牛膝　云茯苓　炙木瓜

营枯血不养络，肢节肿痛为痹。

大熟地　台白芍　粉归身　大川芎　制首乌　威灵仙　鹿角胶　川桂枝

重感湿热②，络脉失司，遍体历节掣痛，寒热少汗，脉来弦紧，苔腻口苦，先拟和解。

大豆卷　左秦艽　羌独活　黄防风　净连翘　制半夏　牛蒡子　叭杏仁　荆芥穗　净双钩　杭菊花　冬桑叶③

又历节及头面肿痛已退，湿热下流，两膀紫红数处，仍宜利湿和解。

大豆卷　焦茅术　黄防风　左秦艽　赤茯苓　薏苡仁　川

---

① 历节风：原作"疬节风"，据病名统一，下同。
② 湿热：民国抄本作"寒湿"。
③ 冬桑叶：民国抄本作"冬桑枝"。

草薢　净连翘　羌独活　粉丹皮　川通草　嫩桑枝

营枯血不养络，手足肢麻酸软而为痛风，高年犯此，防其类中。

西党参　云茯神①　川桂枝　粉归身　左秦艽　黄防风
绵黄芪　刺蒺藜　怀牛膝　北细辛　广陈皮　嫩桑枝

历节大势已松，惟本质素亏，肝风未易骤息，治以泄肝和胃，佐以养营。

小川连吴萸二分煎汁炒，三分　老苏梗三钱　白茯苓三钱　粉归身酒炒，二钱　制半夏一钱半　建神曲三钱　生白芍一钱半　刺蒺藜三钱　左秦艽三钱　广陈皮一钱　嫩桑枝酒炒，五钱

营枯络失所养，遍体肢节酸痛成风，拟温通宣络。

川桂枝　粉归身　左秦艽　台白芍　黄防风　羌独活　桑寄生　北细辛　川牛膝　白茯苓　嫩桑枝

血枯寒阻，遍体肢节掣痛而为历节风痹，寒热不已，急宜调治。

川桂枝　羌独活　左秦艽　粉归身　川牛膝　黄防风　北细辛　白茯苓　桑寄生　刺蒺藜　嫩桑枝

去年产后血不营络，遍体肢节酸痛而成历节风痹，今又过妊娠五月，营阴更乏，是症恐难霍然。

焦白术　全当归　左秦艽　黄防风　羌独活　云茯苓　桑寄生　厚杜仲　老苏梗　嫩桑枝

暑邪阻络，遍体肢节酸痛而成历节，症虽初起，寒热交作，防其窜发。

大豆卷　全当归　黄防风　左秦艽　羌独活　北细辛　川

---

①　云茯神：民国抄本作"云茯苓"。

通草　云茯苓　川牛膝　嫩桑枝

　　暑热为寒邪抑遏，痹阻入络，两肩及遍体肢节酸痛，而为历节风痹，寒热交作，先从温散。

　　北细辛　左秦艽　羌独活　桑寄生　黄防风　白茯苓　大豆卷　生茅术　全当归　嫩桑枝

　　产后营亏，湿热阻络，手足节骱酸痛而为历节，湿热壅盛，兼生流毒，脉滑数，口甜腻，拟和解利湿，佐以宣络。

　　大豆卷　制半夏　赤茯苓　左秦艽　黄防风　川羌活　全当归　江枳壳　焦茅术　泽兰叶　川通草　新会皮

　　本质素虚，曾患右腿骱酸痛，延绵多载，今左腿骱及膝倏①起酸痛，步行不便，症名风痹，恐延废疾。

　　上肉桂　大熟地　左秦艽　厚杜仲　怀牛膝　川独活　云茯苓　青麻黄　粉归身　炮姜炭　广陈皮　嫩桑枝

　　温经通络，病情醰适，今拟大培气血法，再能松减为要。

　　大熟地　川熟附　枸杞子　上肉桂　厚杜仲　山茱萸　怀山药　粉归身　怀牛膝　炙甘草　白茯苓　广陈皮

　　久痢后湿热阻络，两膝及遍体节骱酸痛而为历节风痹，高年得此，恐难霍然。

　　细柴胡　羌独活　白茯苓　玉桔梗　粉前胡　大川芎　生甘草　江枳壳　薄荷头　生姜片

　　又高年营枯邪阻，发为历节，治之殊难见效。

　　羚羊角　川桂枝　晚蚕砂　刺蒺藜　羌独活　黄防风　细柴胡　白茯苓　大川芎　左秦艽　桑寄生　嫩桑枝

　　又年老营枯历节，延来百日，得热稍安，再拟和营温络

---

　　① 倏（shū 书）：极快地。

为法。

大熟地　上肉桂　青麻黄　鹿角霜　白芥子　炮姜炭　左秦艽　白茯苓　大豆卷　桑寄生　晚蚕砂　嫩桑枝

冷麻风

营枯血不养络，两手麻木成风，延来愈载，治之颇属不易。

大胡麻　川桂枝　粉归身　台白芍　白茯苓　薏苡仁　左秦艽　二原地　刺蒺藜　黄防风　广陈皮　嫩桑枝

疬风

酒客中伤，湿热不运，注皮走络，遍发癣风，两臁湿烂成毒，急宜戒酒忌鲜，可冀获效。

焦茅术　川黄柏　薏苡仁　川草薢①　茯苓皮　黄防风白鲜皮　全当归　汉防己　粉丹皮　川通草

风疹

风温蕴郁中焦，脘窒恶寒，遍发风疹，先宜疏解。

牛蒡子　焦山栀　淡豆豉　叭杏仁　荆芥穗　净连翘　黄防风　江枳壳　川羌活　茅根肉

痍疮

营枯血热，遍发疮痍。

细生地　全当归　黄防风　左秦艽　薏苡仁　淡黄芩　白茯苓　制首乌　台白芍　嫩桑枝

① 川草薢：民国抄本无此药。

四 环 风

太阴湿热不化，四环痒瘰成风，除根不易。

焦茅术　粉丹皮　细生地　全当归　黄防风　生米仁　左秦艽　川萆薢　豨莶草　嫩桑枝

蛇 皮 风

蛇皮风已成，此系顽症，急宜专科调治为要。

海风藤　香白芷　粉归身　青麻黄　茅苍术　川羌活　白鲜皮　左秦艽　黄防风

历 节

阴亏络空，虚寒袭阻入络，两膝及遍体节骱酸痛，而为历节风痹，症经半载，形肉已削，幸喜饮食如常，脉来弦数，姑拟补阴扶正，望其增谷为妥。

二原地　败龟板　炒黄柏　白茯苓　左秦艽　炒米仁　炒知母　粉归身　川萆薢　黄防风　怀牛膝　广陈皮

两腿部

湿　毒

夫外疡之生也，不越乎表里、寒热、阴阳、虚实之分。夫发于阳者，初起寒热交作，焮红肿痛；易脓易溃者，此即表也实也；如发于阴者，始则痛无定处，继而蔓肿无头，久久溃破，脓水淋漓；难成难敛者，此即里也虚也。兹症将及四月，由黄胆①而渐延湿热阻络，虽结痈脓溃，脉尚未和，腿胯肿形未尽，良由正虚毒滞，脓来深远，未可与阳实之症同例。聊申数语，务望勿躁勿烦，静心调摄，可冀静则生阴，阴生而阳自旺矣。然乎否乎？尚祈谅诸。

潞党参　大熟地　云茯苓　甜冬术　川石斛　炙甘草　大有芪　粉归身　台白芍　广陈皮

湿热起自肾囊，渐延两腿及胸腹肿满②，况足跗热肿而痛，又欲成疡，症延一月，势非轻象，宜节饮慎调为要。

淡豆豉　焦茅术　大腹皮　茯苓皮　黑山栀　薏苡仁　大豆卷　建神曲　黄防风　块滑石

腿　痛

腿痛散后，停药腹胀，难免成脓之累。

大豆卷　当归尾　川独活　泽兰叶　赤茯苓　川草薢　法

---

① 胆：通"疸"。
② 肿满：民国抄本作"肿痛"。

半夏　炙山甲　制僵蚕　左秦艽　嫩桑枝

又痏疡仍复消散，治以攻营和解。

川独活　左秦艽　紫丹参　泽兰叶　当归尾　炙甲片　赤茯苓　川草薢　川通草　嫩桑枝

鹤　膝

湿热下注，两膝肿漫，治理下焦营分之络。

焦白术　川黄柏　薏苡仁　川草薢　桑寄生　当归尾　川独活　晚蚕砂　嫩桑枝

产后旬日，瘀血下走入络，左膝蔓肿酸痛而为鹤膝，延来半月，寒热脉数，肿痛日增，势难骤效。

大豆卷　当归尾　延胡索　泽兰叶　川草薢　左秦艽　黄防风　川独活　云茯苓　薏苡仁　晚蚕砂　川通草

又前进和瘀宣络利湿法，膝肿大退，寒热亦止，惟咳嗽不已，仍难举动，此系络伤为病，未易速愈也。

焦白术　叭杏仁　左秦艽　赤茯苓　黄防风　川独活　当归尾　延胡索　川草薢　薏苡仁　泽兰叶　川通草

腿　痰

腿痛溃久不敛，津精虽已耗伤，舌苔仍然白腻，胃气不醒，湿热不清，难投补益。

制半夏　赤茯苓　川草薢　薏苡仁　紫丹参①　炒谷芽　广陈皮　炙木瓜　嫩桑枝

---

① 紫丹参：民国抄本无此药。

委 中 毒

湿热下走入络，委中腐烂成毒，宜安闲为要。

焦白术　粉归身　赤茯苓　粉丹皮　广陈皮　川草薢　薏苡仁　嫩桑枝

曲 鳅

寒湿入络伤营，右委中酸楚肿痛，延来旬日，寒热不已，势有曲鳅之累。

焦白术　川独活　左秦艽　黄防风①　当归尾　延胡索　北细辛　泽兰叶　川草薢　紫丹参　川通草　嫩桑枝②

火 丹

湿热阻络，腿胯结肿，渐延臁膀浮肿，而为火丹，脉弦恶寒，拟宣络和湿法。

大豆卷　焦茅术　薏苡仁　川独活　黄防风③　川草薢　川通草④　茯苓皮　左秦艽　川黄柏　嫩桑枝

鱼 肚 痈

鱼肚痈已成，治以攻托。

大豆卷　赤茯苓　左秦艽　川草薢　怀牛膝　黄防风　制僵蚕　皂角刺　广陈皮　嫩桑枝

---

① 黄防风：民国抄本无此药。
② 嫩桑枝：民国抄本无此药。
③ 黄防风：民国抄本无此药。
④ 川通草：民国抄本无此药。

脚　气

营阴不足，湿热下注，两脚掣痛，时痛时平，症名脚气。拟养营宣络，利湿为主。

细生地　败龟板　焦白术　川萆薢　薏苡仁　炙木瓜　肥知母　云茯苓　川通草　嫩桑枝

脱　疽

营枯血燥，指足麻木腐烂，脱疽重症，姑拟养营和血。

大生地　云茯苓　川萆薢　粉归身　怀牛膝　泽兰叶　焦茅术　粉丹皮　嫩桑枝

原夫脱疽之症，《医经》论言：五败之所生。五败者，内由①五脏，外则筋骨血肉皮是也。偏中十年②，体之亏损可知，刻下所赖幸喜饮食如常，药饵纳补，俄焉痛楚日增，恐有伤胃纳，为可虑也。

西党参　甜冬术　云茯苓　炙甘草　粉归身　台白芍　大熟地　大川芎③

又诸疮痛痒皆属心火，心脏主血之所，营阴素耗，不能灌溉络脉，痛之原所由作也。左脉嫌其太旺，痛来夜卧不安，仍用归脾方法加减，然幸勿性急为务，慎之慎之。

生白术　西党参　绵黄芪　粉归身　炙甘草　云茯神　远志肉　酸枣仁　广木香　龙眼肉　生姜　红枣

又疽疡黑秽，五指俱脱，足跗新肌亦见渐敛，气血重伤之

---

① 由：民国抄本作"败"。
② 偏中十年：民国抄本作"指足麻木腐烂"。
③ 大川芎：民国抄本无此药。

后，固宜营卫并顾，俾得阴阳交地天泰矣。然草木功能，以偏救偏，欲图恒久安和，务赖息心静养。所谓"静能胜火，静则阴充矣"。

用大补阴汤加减。

足 跟 痰

肾亏络空，虚寒阻着，腿股酸楚，头眩耳鸣，足跟肿胀，艰于步履，治以温补下焦肝肾两络。（虚寒入络）

大熟地　鹿角胶　川桂枝　枸杞子　菟丝饼　怀牛膝　肉苁蓉　粉归身　巴戟天

脚 气

湿热下走，两脚浮肿，步行不便，脉弦数，苔白厚，治以和解利湿，冀其勿溃为幸。

大豆卷　焦茅术　川黄柏　薏苡仁　汉防己　川通草　净连翘　黄防风　赤茯苓　嫩桑枝

又脉症两松，仍从前拟加减。

焦茅术　川萆薢　薏苡仁　川独活　黄防风　赤茯苓　汉防己　大豆卷　川通草　炙木瓜　炒川柏　嫩桑枝

腿 痈

伤筋伤络，瘀聚于腿，凝结成痈，延来日久，脓脚已成，治以溃坚攻托。

当归尾　川牛膝　泽兰叶　紫丹参　广陈皮　薏苡仁

内症诸方

唐右① 久嗽气升，咳痰胁痛，肺肾交虚，金水同治。

全当归　大熟地　广陈皮　制半夏　云茯苓　炙甘草

郁右 经停骨蒸，血枯肝旺，易升易动，咳逆形衰，脘闷纳少，且拟苦辛疏泄。

淡吴萸　小川连　老苏梗　制半夏　广郁金　旋覆花盐水炒
小青皮　广橘红　真猩绛　云茯苓

蔡右 外疡未痊②，气血未和，复感风温外袭，身热咳逆，躁烦，面青形怯，防成慢惊，险重症也。

粉丹皮　广橘红　象贝母　玉桔梗　广郁金　冬桑叶　双
钩勾

刘左③ 操劳伤营，阴液暗耗，两脉沉弦，以致气不收摄，故脐凸如覆碗掣痛，然饮食少思，入食少运，呆补之药不能骤进，姑拟益气补中，再商他治。

大有芪　炒白术　广陈皮　川升麻　细柴胡　西党参　全
当归　炙甘草　远志肉　白茯神

华左 风温闭结，肺胃不达，咳逆痰腥带秽，拟以清肃上焦。

用前胡汤。

许右 失血后营阴暗伤，内热不已，脉形细涩，纳谷甚微，

---

① 右：据文意，应指"女性"，取其男左女右之意。
② 外疡未痊：民国抄本作"外疡虽痊"。
③ 左：据文意，应指"男性"，取其男左女右之意。

脘闷不爽，渐延成瘵，遵甘温治热之例。

炙黄芪　粉归身　台白芍　炮姜炭　老桂木　大黑枣　炙甘草

朱左　风寒①阻痹，壮热无汗，咳逆不爽，兼之外疡，幼孩患此，防其热甚变惊，法当开泄疏解。

牛蒡子　薄荷头　玉桔梗　广橘红　黄防风　赤茯苓　福泽泻　山楂炭　石菖蒲　双钩勾

顾右　先天后天俱不足，三阴亏损，故年已二九，天癸未至，小溲淋沥，遍体络中掣痛，此由来也，拟以脾肾兼顾。

大熟地　败龟板　川黄柏　肥知母　炙黄芪　云茯苓　生白术　枸杞子　厚杜仲　炙甘草

又丸方：大熟地　败龟板　川黄柏　肥知母　云茯苓　台白芍　西洋参　枸杞子　厚杜仲　粉丹皮　桐城秋石

用怀山药磨粉煮糊为丸。

周左　伤寒三候，竟日危坐，瞻视不苟，语言甚少，面青身寒，时当二月中旬，身上重裘拥护，足下炉火相继，胃脘两块高突如妇乳状，大便溏泄，小便清如泉水。据上见症，邪入厥阴，阳渐欲脱之候矣。按其六脉细弦紧数，重按有力，两手似有震栗状，此乃将战之机，厥阴外出之象。厥阴旺于寅卯，衰于申酉，逢衰而战，申酉时可必矣。诊脉之际，时当巳午，医生四五议论纷纷，俱以通阳补正立见，合议成方。余当其时不能赞②一辞，待众医散后，病家再恳余，余告之曰：此病初起，先从解表，邪转厥阴，幸喜正气内充，自阴出阳，有外转

---

① 风寒：民国抄本作"风温"。
② 赞：民国抄本作"赘"。

之机，且待转后处方，不可预拟补剂，病家唯唯，余亦告退。竟将合议参附之方置办，迨其参药两煎①，尚未服下时，际申酉寒战来矣，举室惊惶，不知此措，待其战后身热如烙，目红面赤，小便亦赤，虽有微汗，不能解热，六脉洪大弦数，邪之自阴出阳，有何疑哉？病家再延前医及余同视，诸医无言，皆促余立方。余曰：厥阴之邪外出，路必由于少阳，从少阳和解法，拟用小柴胡汤调治。

人参五分　柴胡五分　半夏一钱　黄芩一钱　甘草三分　生姜五分　黑枣二枚

服二剂其汗渐多，其热渐解，胸痞渐开，故饮食渐纳。忽作痴癫之状，盖以大战之后，阴气渐衰，心肾不交，再兼余邪未尽，夹肝火逆扰心胞所致，后用滋阴镇摄兼疏通，调理三月而安。

张右　冬月伤寒，头疼身热，服表散药不汗，神昏舌缩，苔白而干，大小便俱无，六脉弦大而无取意，是高年精液已亏，不能作汗外解，用填阴化汗法，六味汤去泽泻、山药，加表散药。

大熟地一两　山萸肉二钱　粉丹皮一钱半　云茯神三钱　元参心三钱　川桂枝五分　荆芥穗一钱　冬桑叶一钱

一剂而汗出热退，小水亦通，大便仍硬，脘中按之微滞，即前去桂枝、荆芥加枳壳一钱半，一剂而大便通，继剂养阴扶脾之药，数日而安。

钱左　春温三日，身热无汗，舌缩苔白，此亦阴虚不能化汗之故也，亦填阴化汗，用六味加减。

①　煎：民国抄本作"剂"。

大熟地一两　山茱萸二钱　云茯苓三钱　粉丹皮一钱半　元参心三钱　荆芥穗一钱　杏仁霜三钱

两剂而愈。

浦左　春温两候，神识模糊，六脉细弦，是温邪上受，蒙蔽清窍，时医咸称正气大虚，神不守舍，议投补剂。余以清开上焦风热，芳香利窍之品治之。

连翘壳一钱半　薄荷头一钱　光杏仁三钱　双钩勾三钱　淡黄芩一钱　甘菊花一钱半　石菖蒲根七分　川郁金五分　至宝丹一丸化服

两剂神情清爽，汗出热退，六脉安静，但觉口甜舌腻，微有恶心，胃不知饥，此乃风气①虽去，而湿气②尚留故也，拟以温胆加减。

制半夏一钱半　淡黄芩姜汁炒，一钱　江枳壳一钱半　竹二青一钱　白茯苓三钱　福泽泻一钱　川通草一钱　白蔻仁六钱

两剂后夜寐不宁，是胃不和寐不安耳，用橘皮竹茹汤合覆（杯）法。

制半夏一钱半　秫米炒研，三钱　竹二青一钱　橘皮一钱　省头草③三钱　炒麦芽三钱　白茯苓三钱　通草五分

两剂而愈。

王右　温邪发疹，药剂过用寒凉，汤饮过服生冷，温邪虽退，而脾胃败矣。中阳不运，水浊凝滞，口干舌腻，齿缝中痰如胶黏，吐咯不出，胃不纳谷，闻食即恶，两脉细弱无神，以二陈汤和温中药。

---

① 风气：民国抄本作"风热"。
② 湿气：民国抄本作"湿热"。
③ 省头草：即"佩兰"。

半夏二钱　干炮姜五分　茯苓三钱　广皮一钱　厚朴一钱半
白蔻八分　生姜二片

　　服两剂而胃可纳谷，再两剂而黏痰尽去，口能知味矣，后仍用扶脾养阴通阳等剂而愈。

　　陆左　胃痛数年不愈，时作时止，今则痛不可忍，半年不能暂止，常服左金吴萸等汤，并无一效，迨余视之，六脉软大，饥时更甚，此系肝邪犯胃，肝胃皆虚，宜投甘缓酸收。

　　大熟地六钱　山茱萸一钱半　乌梅二个　南枣三枚　桂木①五分　川楝子二钱　茯神三钱　台白芍一钱半　生甘草三分

　　四剂而痛止，但觉心中嘈杂，再四剂而嘈杂亦平，后以归脾丸去白术，加熟地、山茱萸、白芍、川楝子，同丸调理而愈。

　　吴左　体质素亏，阴阳皆不足，秋中伏暑，身热如疟状，医家初投清散之剂，得汗稍退，虑其神虚不寐，继进参麦北味等剂，连投四日，则少腹作痛，上引左胁痛来，头旋目眩，冷汗淋漓，难忍之至，身热恶心，渴不喜饮，舌苔黄腻，诊其两脉虚中见弦，此以表散未透，邪虽出经络，尚未达于皮毛，补敛太早，暑邪留恋，幸脏腑未亏，不致倒戈直入，仍归络脉之间，且巳年厥阴司天，肝乃受病之原，少腹乃厥阴络脉之要道，暑邪入此，痛由作也，爰拟清暑疏肝，莫如左金②为甚。

　　吴茱萸泡淡，四分　川黄连五分　半夏一钱半　杏仁三钱　薄荷一钱　江枳壳一钱半　通草五分

　　两剂而少腹痛止，后去吴连，加养阴清暑之品，调理四剂，而寒热俱退。

---

　　①　桂木：原作"桂术"，据药名改。
　　②　左金：原作"左经"，据民国抄本改。

钱右　暑邪内闭，大热无汗，恶心呕吐，时医初剂，即用川连苦寒之味，不为表散，则神情渐觉模糊，而呕恶更甚。后医则进，进退①黄连汤干姜桂枝，大劫阴液，则两目直视，牙关紧闭，身热如烙，大便不通，小水自遗，两足紫斑热泡无数，六脉弦数无情。余思川连遏其外出之邪，姜桂闭其内入之路，直入心胞无疑，若非芳香尖窜之物，不能搜索内陷之邪，非甘寒静羞之品，不能复生正气，爰拟犀角地黄汤，兼化紫雪丹。

犀角一钱　生地一两　元参三钱　知母二钱　黑栀一钱半　芦根一两　菖蒲七分　郁金七分　紫雪丹水化，七分

服药后目能转动，口能纳饮。

又前方去紫雪，加石膏、麦冬等，又化至宝丹一丸。语言渐出，牙关稍利，而大便不通，神识不清，即将前方去至宝丹，纯用甘寒养阴，加人参以守正气，服五六剂而神识渐清，大便亦解，又去人参服十余剂而安。

李左　暑邪直入心胞，神昏不语，鼻煤舌缩，牙关紧闭，六脉软细而数，正虚邪闭之象，用人参白虎汤。

人参七分②　石膏一两　知母三钱　糯米一撮　芦根二两　紫雪丹化，七分

一剂而牙关开，言语出，热势退，而神识未能楚楚，后用甘寒养阴。

生地、元参、麦冬、沙参等药调理五六剂而痊愈。

张左　秋间伏暑内闭，两目直视，牙关紧闭，大便自利血水，六脉细软而数。痰阻，无论诸汤不得下咽，惟西瓜水灌之，

---

①　进退：意为"加减"。民国抄本无此二字。
②　七分：民国抄本作"五分"。

则徐徐咽下，爰用紫雪丹七分，化入瓜水内灌下，间入甘寒息风大剂。

大生地三两　生石膏四两　钩勾一两　芦根六两　细菖蒲一钱

浓煎二碗，与西瓜水相间而进，后用至宝丹化入瓜水中，陆续而进。调治十日，而神识渐清，大便亦止，约计西瓜共服二百余个，此一大奇症也。

胡右　胎前无病，产后三朝尚入中馈，第四日忽头疼身热无汗，胸痞拒按，恶血通行，唇舌淡白。延余诊视，六脉软数，因思头疼身热，产后外感也。胸痞拒按，产后食滞也。恶露通行，唇舌淡白，产后去血过多也。爰拟解表导滞，兼用养阴。

大生地五钱　荆芥一钱半　枳实磨，一钱　川郁金磨，七分　秦艽一钱半　丹皮一钱半　青皮一钱半

病家见方不服，更延城医诊视，立说纷纭，或云：中暑。或云：食滞。病家愈觉慌张，延医亦朝秦而暮楚，诸方虽投，百无一效。将及十日，诸医皆云：不治。复延余视之，目瞑神昏，语言不出，四肢不动，身亦不能转侧，小便自遗，唇舌、面色、指甲之间血色全无，按六脉软大中空。余曰：此大失血症也。若前之身热胸痞等恙，无处辨矣，亦无暇论矣。《书》云：目得血而能视，耳得血而能听，舌得血而能言，手足得血而能动。今察其五官四体，血皆不能充矣，安能望其五官四体之灵动乎？急投大补血液之剂，若得戌亥时阴气稍回，五官四体微有灵动之意，庶有生机。处方：

大熟地一两半　生白芍三钱　元参二钱　茯神三钱　枸杞子炒，三钱　酸枣仁炒，一钱半　新绛一钱

服药后至夜半时，目能转动，呼人一声，后即如前不动，明日即前方再加重熟地以至二两之外，至黄昏时即能目开口语，

至五更时又如前矣。后即用前方连进十余剂，则目开口语，四肢灵动之时渐长，而呆钝之时渐短。后又进数剂，则日中时尚要呆木一时。统计前后，直服至二十余剂，而五官四肢皆复其旧。

苏州府尊汪公，积劳伤气。肺主气，肺金素虚，劳极伤魂，肝藏魂，肝木易动，肺虚则腠理疏，风邪易入，肝动则木上亢，气火易升。所以咳逆痰黏，盛于丑寅卯三时，昼夜兀坐，不得偃卧，其为肝病无疑矣。且六脉两关皆弦，有木乘土位之意，头闷胸胀，胁痛食少，亦应宜尔。当此冬藏之令，木火亢逆，面有青光，正气日夺，邪气日深，可忧可虑，今拟扶正疏肝法，呈电，未知有当于高明否？

开口吴萸泡三次微炒，三分　细川连水焙，三分　半夏元米①炒，一钱半　白芍炒，一钱半　川郁金磨冲，七分　参条另煎冲，五分　石决明五钱　老苏梗磨冲，一钱

方当日未服，次日咳嗽吐痰，胸胀作痛，左胁彻背其痛更甚，日夜兀坐，不得偃卧，诊得六脉，左关弦紧，右关弦大，肝邪之上犯无疑。若不急服前方，恐致木叩金伤，奈何奈何！当日即用前方煎服，次日诊得见症，脉形俱属肝肺两经之病，前案已述不赘，昨进疏肝养肺化痰之剂，诸痛处发咳则甚，不咳则和，六脉之中肝部稍软，余则仍然。想是木亢者水必亏，气升者火必炽，壮水制火，胃虚而滋腻难投；土衰者痰必聚，金伤者木必亢，培土生金，阴亏而香燥难投。当此滋燥两难着手，木火烁金，肺痿之情形全见，殊属可虑。今仿张景岳书中有阴亏夹湿咳嗽，用金水六君煎法，参以疏肝降气之品。呈电

---

①　元米：即"糯米"。

候裁，但宪体此关甚大，浅学不敢多试，尚祈另请高明酌治为望。

熟地炭砂仁末炒，四钱　半夏元米炒，一钱半　炒白术一钱　茯苓三钱　广皮一钱　光杏仁三钱　丹皮炒，一钱半　川郁金磨冲，七分　苏梗磨冲，七分　枇杷叶去毛蜜炙，三钱

次日诊得昨进金水六君煎，参以疏肝降气之品，诸痛渐和，咳逆渐减，左脉亦觉稍软，此固佳兆，但痰色未退，卧不安枕，病根尚在。所谓将退未退之候，急宜戒思虑，少劳神，勿使病有复来之机，庶可调理。今仍宗前法，加纳肾镇摄之意呈电。

大熟地砂仁末炒，五钱　半夏元米炒，一钱半　炒白芍一钱半　块苓三钱　丹皮炒焦，一钱半　化橘红七分　苏梗磨冲，七分　杏仁霜三钱　磁石煅研，三钱　川郁金磨冲，七分

上午劳碌太过，下午胸胀胁痛又发。

次日诸症渐退，拟肝肺同调，纳气归肾法呈电。

淡苁蓉八钱　大熟地炒枯，五钱　炒白芍二钱①　云茯神②三钱　半夏元米炒，一钱半　生牡蛎六钱　活磁石三钱　杏仁霜三钱　广橘红盐水炒，七分　枇杷叶蜜炙，三钱　沉香磨冲，七分

晚诊夜服方，纳肝肺两脏之气下归于肾，录方呈电。

淡苁蓉八钱　大熟地炒枯，五钱　炒白芍二钱　云茯神三钱　半夏元米炒，一钱半　生牡蛎六钱　广橘红盐水炒，七分上沉香磨冲，七分　枇杷叶一钱　真人参另煎冲，五分③

次日咳痰俱退，夜可就枕，拟纳气归肾，阴阳交补法呈电。

淡苁蓉八钱　炒熟地五钱　五味子炒研，三分　桂木三分　茯

---

① 二钱：民国抄本作"一钱半"。

② 云茯神：民国抄本作"云茯苓"。

③ 淡苁蓉……五分：民国抄本作"前方去磁石加人参五分"。

神三钱　牡蛎六钱　人参另煎冲，五分①　炒半夏元米炒，一钱半　广橘红七分②　上沉香磨冲，五分

次日壮水制火，纳肾平肝法，录方呈电。

淡苁蓉一两　大熟地八钱　北五味炒研，五分　桂木五分　生牡蛎六钱　川牛膝炭盐水炒，三钱　炒白芍一钱半　沉香末五分　真人参一钱　砂仁五分

日间会客太过，三更时腋下掣痛，加入半夏一钱半，苏梗磨冲，七分，化橘红七分，丸方呈电。

大人参五钱　大熟地自制，炒脆，二两　山茱萸七钱　茯苓一两粉丹皮四钱　福泽泻三钱　甘枸杞一两　左牡蛎一两

上药共为末，用怀山药糊为丸，五更时空心服四五钱，燕窝汤或盐花汤亦可送下。

汪公暑风外袭，咳嗽痰黏，舌红苔黄，进以疏风消暑法。

粉前胡一钱半　川石斛三钱　江枳壳一钱　薄荷头一钱　杏仁霜三钱　云茯苓三钱　净连翘一钱半　象贝母一钱半　冬桑叶一钱

前胡、薄荷为肺风未清，杏仁、象贝为肺气不利，连翘、石斛所以降心火，枳壳、茯苓所以醒脾胃。

次日利肺化痰，兼消暑气。

杏仁　象贝　茯苓　陈皮　薏苡仁　前胡　桔梗　香薷枇杷叶

次日养阴利肺，醒脾化痰。

大熟地炒　半夏炒　杏仁　陈皮　茯苓　象贝　薏苡仁炒老苏梗　枇杷叶

---

① 五分：民国抄本作"五钱"。
② 七分：民国抄本作"一钱半"。

丸方。夏至后一阴渐长，阳气渐衰，用药过于辛温，则伐天和阴长之机；过用重浊，又失从阴引阳之理。况交小暑后脾胃用事，尤忌滋腻增湿，今从甘平和之一法，庶为两得。

大熟地　山萸肉　怀山药　云茯苓　粉丹皮　福泽泻　真人参　制首乌　刺蒺藜　左牡蛎　建莲子　新会皮

代参胶为丸。

汪左　外疡久延，脓水淋漓，气血已伤于前；梦遗汗泄，血又重伤于后。金主气，金①虚不能生水；水主血，水虚不能涵金。《经》云：肺为天，肾为地。天地不交，易为否卦，理宜气血两补，则水火济，地天泰矣。今将养荣之成方大剂轻投，俾久虚之脾胃易受，并去肉桂之辛热，恐虚阳易动，精不能藏故耳。

人参五分　白芍炒，一钱　於术②五分　炙草二分　黄芪七分
熟地一钱半　茯苓七分　归身炒，五分　远志炒，二分　北味三分
新会五分　红枣二枚

清明前二日服。

又下午发热，心中烦乱，神志不宁，咳嗽痰浓，右颧红，咽中痛。想是相火寄于肝胆，木气敷荣，火必上炎，肺金受戕所致。治肺固然，然十二经之中，心为之主宰，心不宁则神不安，神不安则气无所归。丹溪云：气有余即是火。韵伯③之心为火脏，神藏于心，火盛则神困，欲补其神，先补其心，欲补其心，先制其火。今用天王补心丹变丸为汤，稍为增损，以合体气。

---

① 金：民国抄本作"气"。

② 於术：民国抄本无此药。

③ 韵伯：指柯琴，字韵伯，浙江慈溪人，著有《伤寒论注》《伤寒论翼》。

人参　天冬　麦冬　丹参　远志　生地　酸枣仁　元参
北五味　茯苓

又万物资生，易推坤元。人之五脏六腑皆取资于脾胃。今交清明土气司令，脾胃用事，久羔体虚。《内经》所谓：至而不至之候。应用调中养胃法，以启生生之机。

用资生丸之全方，去黄连，加入地冬归芍四味，其方以参苓术草莲芡山药扁豆苡仁等味之甘平者，补其脾元；以砂蔻曲柏藿梗陈皮等味之辛香者，调其胃气。盖脾为脏，脏喜合而不喜开；胃为腑，腑喜通而不喜滞故也。又加入地冬归芍者，气虚血亦虚，久疡之躯更甚，若徒用事于脾胃，又恐营血受戕。今以白芍酸寒敛阴，归身甘温生血，麦冬保肺，熟地填肾，则脾胃运行，谷化精微，从阳引阴，精液渐生，俾血有所依附矣。

单竹轩先生丸方，血华在发，发早白，血不上荣也。性喜燥急，肝阳用事，金水虚不能制也。古人补血首推四物，然四物能补已生之血，不能生①未生之血，必于补血方中重用参芪，大培元气，方能使荣血源源而来。合阳生阴长之机，所以养营汤汇四物四君而成方，加五味之敛肺滋肾，远志之通肾交心，斯为养营之善法，但原方以肉桂为使，直达心经，恐其动火耗液，似不可用，今佐以丹皮凉血清肝，石决明潜阳归肾，未知有当于高明否？

人参五钱　黄芪七钱　炙草三钱②　茯苓五钱　白芍一两　陈皮三钱　北味三钱　远志二钱　熟地一两半　白术五钱　丹皮五钱
石决一两

---

① 生：原阙，据民国抄本补。
② 三钱：民国抄本作"二钱"。

共研细末，用红枣三两煎浓汤，少加白蜜熬炼为丸，开水送下三四钱为度。

右脉弦象已和，咳逆亦减，惟气撑仍痛，胃不知饥，余邪未清，身热舌绛，姑拟养胃法中再彻余邪，未识是否（温疟服后，咳逆身热俱止，饮食稍进）。

鲜沙参　金石斛　叭杏仁　香青蒿　川贝母　白薇须　炒枳壳　净连翘　炒谷芽　毛燕窝

症经旬日外，身热昼甚夜安，脉来数乱，右大左弱，舌灰边绛，气急脘窒，最虑气升血涌厥脱险机。

广郁金　川贝母　红山栀　生石膏　生甘草　叭杏仁　肥知母　净连翘　粉丹皮　制生军　小洋参　制半夏　代赭石　竹叶　粳米

寒热不时，汗多不解，脉来右大左弱，舌苔①边白心绛，咳逆频频，痰黏腻浊，拟化解法。

川贝母　熟石膏　冬瓜子　块滑石　霜桑叶　生甘草　叭杏仁　鲜沙参　赤茯苓　大豆卷　篾竹叶

索左　温邪感冒，化火蒸热，自汗不解，脘痞哕呕，舌白便泄，拟以开达上中二焦。

用葛根黄芩黄连汤。

周左　肺胃火逆，咽喉不利。

用麦门冬汤。

高左　肝横左络，腹痛结癖。

用吴萸猩绛汤。

---

① 舌苔：民国抄本作"舌"。

集方

案中所用诸方，只有方名，而无药物组成者，开载于后，以便初学之士查阅。

犀角地黄汤　犀角　生地黄　芍药　牡丹皮

苍耳散　苍耳子　辛夷　白芷　薄荷

大补阴丸　熟地黄　龟板　黄柏　知母

左金丸　黄连　吴茱萸

四七汤　**即半夏厚朴汤**　半夏　厚朴　茯苓　生姜　苏叶

旋覆花汤　旋覆花　葱　新绛

雪羹煎　大荸荠　海蜇

金铃子散　金铃子　玄胡

溃坚汤　当归　白术　半夏　陈皮　枳实　山楂肉　香附　厚朴　砂仁　木香

大补元煎　人参　熟地黄　杜仲　当归（若泄泻者去之）山茱萸（如畏酸吞酸者去之）　枸杞子　炙甘草

八仙长寿丸　**即麦味地黄丸**　亦即六味地黄丸加麦冬、五味子

五皮饮　生姜皮　桑白皮　陈橘皮　大腹皮　茯苓皮

五苓散　猪苓　泽泻　白术　茯苓　桂枝

葛根黄芩黄连汤　葛根　甘草　黄芩　黄连

四物汤　当归　川芎　白芍　熟地黄

金水六君煎　当归　熟地黄　陈皮　半夏　茯苓　炙甘草

归芍六君子汤　当归身　白芍药　人参　白术　茯苓　陈皮　半夏　炙甘草

八珍汤　人参　白术　白茯苓　当归　川芎　白芍药　熟地黄　甘草　生姜　大枣

四神丸　肉豆蔻　补骨脂　五味子　吴茱萸

归脾丸　白术　当归　白茯苓　黄芪　远志　龙眼肉　酸枣仁　人参　木香　甘草　生姜　大枣

资生丸　人参　白术　白茯苓　广陈皮　山楂肉　炙甘草　怀山药　川黄连　薏苡仁　白扁豆　白豆蔻仁　藿香叶　莲肉　泽泻　桔梗　芡实粉　麦芽

麦门冬汤　麦门冬　半夏　人参　甘草　粳米　大枣

谦益斋外科医案

周　序

　　先贤尝谓，欲为疡科名家，须多读内科方书。外科之难治，在内伤阴证。然亦不外表里、阴阳、寒热、虚实八字，能明则生死难易，胸中自可了然。人身营卫环周不息，一有壅逆，即肿硬作痛，而生外疡。外疡有五善七恶，以定吉凶，无非在阴阳两字推求。所谓五善不宜少三，七恶不宜有二。阳多则吉，阴盛则凶。若善恶兼见，可死可生。是在善治者得治则生，失治则死。专家实验，何可不重？《谦益斋医案》为前清嘉庆间高锦庭先生遗著，哲嗣①上池②君手辑，辨证详明，为先生毕生之经验。后裔抄录，视同珍秘。近为邓季芳君高足杨子道南所得，拟谋付梓，公诸于世，意甚厚也。曩③读《无锡县志·艺术类》，先贤遗著，按其书目仅存，而传世者甚鲜。良由书不再版，则久且失传。欲保国粹，则宜将先贤遗著校刊流行。前得上池君《医学课儿策》，王旭高先生加注，已为越中裘吉生君刊入《三三医书》二集四种。而锦庭先生大著《疡科心得集》，书肆互相印行，风行全国。立功德言，先生精神固永久常在。所望刊是书者，校其异同，辨其舛误，俾世之读先生书者，由默识以至领悟，蔚成名家，是则先生手著寿世之深意也夫。

中华民国十九年六月　周镇小农谨叙于梁溪惜分阴轩

---

①　哲嗣：敬称他人之子。
②　上池：高锦庭的第三子，著有《医学课儿策》。
③　曩（nǎng 攮）：以往，从前。

康　序

　　吾邑高锦庭先生，前清嘉庆时名医也。为范圣学、杜云门高弟，由儒而医，精内外科。于《灵》《素》、张、刘、朱、李诸书，靡不参究。故其治病，效如桴鼓，名重一时。悯病疡症者，呻吟痛苦较甚于内症，著有《疡科心得集》。而于阳症阴症，半阴半阳症，条分缕析，指示后学，久已梓行于世。业外科者，案置一编，奉为圭臬。《谦益斋医案》亦属先生遗著，哲嗣上池君手录，后裔抄录，流传甚鲜。今睹杨子道南校勘先生医案一编，如获拱壁，急怂恿付刊，以广流传。若后学者悉心观摩，于临诊时苟能触类引伸，比拟而反隅之，则得心应手，有起死回生之妙。是案之出，亦谓之“活人书”也可。

中华民国十九年夏月
康甫严恩锡谨叙于无锡中医讲习所

杨 序

　　锡山高锦庭先生，清嘉庆时人也。积学攻医，精内外两科。临证三十余年，出所经验以飨后学，著有《疡科心得集》一书以行世。其案头课录，散见于门弟子者，又有《谦益斋外科医案》一书，惜书不流传，为世罕存。道南弱冠受业于锡邑邓师季芳之门，师固以内外科名家，其治外科，亦本内科以佐治。故病无论气血阴阳，表里虚实，莫不洞见症结，应手而愈。道南亲炙邓师久，迹其经验各方，证之高氏《疡科心得集》，若合符契。方知邓师与兄莘伯先生，兄弟竞爽，为我医界导师，其来有自。道南寡闻鲜见，就邓师门，于《疡科心得集》一书，亦既耳熟能详。而于《谦益斋医案》，则未之见。岁丙寅夏，道南禀师承出以问世。是年病外甚众，类多变症，益复心仪夫高氏是书。偶检故箧，于藏书中得残编一卷，卷首标目，剥蚀莫名，页复零杂散乱，无条理可辨。方拟收拾残纸，以整笥箧。待经披阅，觉所列方案，均精义入神，出自高氏手笔，并有上池君手辑，及为之附注，于以知是书其为道南平时所心仪而欲见之《谦益斋医案》无疑。于是散者聚之，紊者理之，文义因蠹蚀而有脱简者，参己意以调贯之。分门别类，校勘数过，为之装订成册。今特付中医书局刊行，以公同好。并叙是书刊行原委于卷端，俾后之习医者，知先生立言之精神，亘古常在。道南不加珍惜，负疚于前，庶或盖愆①于后云。

　　　　　　　　中华民国十九年五月　后学江阴杨道南拜撰

---

　　①　盖愆（gàiqiān 盖签）：谓修德行善以弥补过去之罪恶。

目 录

上 编

首部

脑　疽

顾　脑疽几及三候，根盘板滞，脓水清稀，神识时糊，脉虚细数。此正气虚不化毒，毒气反陷于里。姑拟扶正托毒，望其转机为幸。

生黄芪　洋参　当归　赤芍　连翘　银花　丹皮　菖蒲

二诊　脑疽最怕三陷变局，谓火陷、虚陷、干陷也。兹疡经三候，忽面赤喘促，肢冷汗出，全属少阴失藏，真阳外越，势有孤城失守之虑。王先生同议回阳救逆，希图幸于万一。

人参　川熟附　干姜　北五味　白芍　茯神　当归　炙草

按：用温药以救脱，舍病治人，急则治其本也。

汪　脑疽坚肿不退，根板不化，火毒内壅。先泻营热，参以散解。

羚羊角　羌活　角针①　决明　山栀　丹皮　银花　芦根

二诊　左脉弦数，右稍平，头痛偏左，肝阳上冒，脑疽尚未透脓，大便旬日不通。急宜行腑泄热。

前方去羌活、角针，加瓜蒌仁、黄芩、枳壳。

三诊　通腑泻热，便行脓大泻，夜不安寐，气血已衰，宜

① 角针："角针"以及下文中的"角刺"皆为"皂角刺"。

---

① 角针："角针"以及下文中的"角刺"皆为"皂角刺"。

扶正托里。

　　洋参　黄芪　当归　茯神　枣仁　丹皮　砂仁　谷芽

　　四诊　腐虽渐脱，新肉淡白，此气血两衰之故，宜扶正法。
归脾汤去术、木香，加参条①。

　　范　偏右脑疽已经两候，脓泻而痛不减，肿势蔓延，毒郁
不化之兆。虑其毒陷神昏，且以宣化解结法。

　　豆卷　牛蒡子　杏仁　连翘　制蚕　角刺　菊叶　桑叶
竹叶

　　胡　脑疽蔓肿无情，身热脉弦数，焮红不透，面色惨淡，
此火郁于中，兼夹伏暑，当与发之。

　　柴胡　豆卷　川芎　制蚕　首乌　甲片　大贝②　花粉
夏枯草

　　郑　气虚顶陷，血虚根散，疮头流血，纯乎气不收摄也，
况神识模糊，转动不能自由，此七恶中之最忌者。《疡症论》
云："气血虚者，首尾必须补托。"目下邪已内陷，补法已晚，
奈何？

　　珠黄散，人参钱半，煎汤送服。

　　杨　悲哀恼怒则伤肝，肝阴伤则虚阳上亢，烁及三阳，从
三阳总会之所，而疡生焉，症名脑疽。迄今两候有余，脓水已
见而不多，火势极盛，腐肉未化，坚肿未消，诊脉右部细小，
左部弦洪，大便坚结，小便频数，显系气虚下陷之体，肝阳上
旺之病。夫气虚宜补，肝阳宜镇，镇肝抑火，固外疡所必然，
而补托化脓，亦高年所宜。所虑者，阴分不充，气将日陷，肝

---

　　①　参条：即人参条，为人参根茎上的不定根。下同。
　　②　大贝：即浙贝母。

阳无制，脓水腐肉，无朝生暮长之气血以滋生，嗣①将渐蹈于陷机，拟方呈政②。

羚羊角　决明　绵芪　细生地　川贝　丹皮　茯苓　半夏　制蚕　橘红　竹茹

二诊　议扶正潜阳，气血并顾，与徐先生同定。

参须　当归　决明　细生地　茯苓　半夏　黄芪　粳米

三诊　昨投补托，参入镇肝，小溲之数大减，不可谓非佳兆。从此陷者可升，气渐蒸腾而上，可为生肌去腐之助，所以昨晚定方，竟从十全大补参商，乃药未服，而胸脘似乎痞闷，自云平素之肝气，因交芒种而发。夫肝气者，肝火冲击胃脘之痰也。痰饮宜化，气虚宜补，既用补托，不得不先化痰饮。因思舌苔白腻，胸闷呕哕，前人每用温胆一法。此症既属高年气虚，古人补法之中，未始无兼行之者，则十味温胆之谓也。仿其意以立方，补不嫌滞，化不嫌燥，参酌至当，庶几③内脏安而外疡有益。

昨方加麸炒枳壳、香附、郁金、蔻仁、姜竹茹。

四诊　从十味温胆立方，并无胀满闷滞等患，且能安寐两时，受补可知，惟左脉弦洪不减，酉戌之交，烦躁不安，心火大旺，脓水较多，终未能畅，根盘稍和，究未能化，仍恐火势太甚，乘气虚而内陷，宜清心化热之品，与补托药相辅成功。

真珠粉三厘　西黄、血珀④各八厘　灯心五厘
心烦时藕汁调服。

---

① 嗣：接着，随后。
② 呈政：敬辞。犹言请指正，呈上请指正。政，同"正"。
③ 庶几：或许可以，表示希望或推测。下同。
④ 血珀：琥珀中的一种，颜色成红色或深红色。

五诊 日中至黄昏，为阳中之阴，此时痛势最甚，必有阴火上乘，邪火因而愈炽。昨用补托，脓水甚多，想正气得扶，毒能化腐。今晨诊脉，左部略平，惟发际之坚肿火色未退，而脾胃仍不思饮食。当从昨方，运以调胃之品，镇火之法，备正。

盐水拌参须　於术　决明　细生地　川贝　枳壳　姜汁炒竹茹

另水炙黄芪一两，夏枯草一两，煎汤代水。

六诊 脓水淋漓，毒从外泻也。小溲能畅，火从下降也。所以面赤火升得平，痛势亦减，右脉之洪数，亦较平于前日。种种佳兆，皆由升降职其司，升降之职其司，未始非补托之助，气盛则上下咸宜也，然则前日之方，宜增不宜减。

参条　细生地　川贝　决明　鲜斛　麦冬　银花　归身
赤芍　陈皮

另炙黄芪一两，夏枯草五钱，藕一两，煎汤代水。

七诊 夫外疡以候数言者，取七日来复之义，此其大略也。而人之气血强弱不同，少长各异，有未至而至，即有至而不至，仲景先师，分明言之矣。此症昨交三候，方见脓水大畅，疮口开放，痛势大减，意者高年气血生长稍缓，借补托以相助，而后霞蔚云蒸，火毒外溃乎。今诊脉两部大得和缓之意，所谓胃气也，饮食不须苦劝，胃和可知，所嫌阴中之阴之候，脉左关加弦，痛势加增，烦燥亦甚，不无阴火内动，此时定方补气养营之外，不能不兼顾阴中之火。

参条　当归　白芍　中生地　丹皮　牡蛎　川贝　鲜斛
陈皮

另黄芪、藕、夏枯草各一两，煎汤代水。

八诊 补气顾阴为剂，昨日朝至暮，神气清朗，胃气亦开，

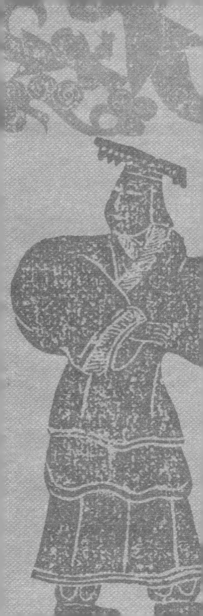

脉情亦和，何乐如之？据述丑寅之交，自觉不适，似梦非梦，语言错误，此心营内虚，相火外乘之故。夫调理高年重虚之体，因时制宜者，又当因时服药，鄙意欲阳分服补气之方，一交阴分，加养阴之品，质之同道先生，以为然否。

参条　白术　中生地　川贝　杏仁　麦冬　归身　陈皮　辰砂拌茯神　川连汁炒枣仁

芪藕煎汤，辰初服一盏，其第次加赤芍、夏枯草、牡蛎、丹皮、金箔三张、燕窝三钱，煎一小盏送珠粉一分，西正服。

九诊　统观脉证，症之发于外者，痛止火退脓多，但腐未脱耳，其在内者，舌苔灰浊，胃气不开。据述昨日不时烦闷，且云腹痛，干呕而呛，自觉有时模糊。种种见证，由脏腑不和，湿热乘虚而入。夫病后宜补，一定之理，而补法亦有因时制宜之道，古人六腑以通为补，犹五脏之以填为补也，况时令湿气郁蒸，弱体尤见其累，拟暂去参芪，从胃腑立法，俾胃和再商图本。

豆卷　石斛　橘红　枳壳　炒川贝　赤苓　苡仁　炒竹茹　另参须煎汤，送服珠粉一分。

十诊　从胃腑立法，烦闷等症顿除，自觉脘中空爽，口味大和，药能应手，何其速也。今晨诊脉，左三部较和于昨，右关亦旺，盖久病宜调脾胃，胃和则夜能安寐，升降自调，转运得所，生长之机自复。惟每日下午精神较怯，睡觉每是精神恍惚，神气不安，长至①在迩②，阴气大剥③之候。而体中真阴大伤者，未免因时而动，动之太过，则有飞扬之虞，不能不过虑

---

① 长至：夏至。

② 迩：近。

③ 剥：微弱之意。

及之。而目前所宜，仍当从胃立法，而从柔润，未始不顾及阴分也，用薛氏盐降加味。

百合　川贝　海参　蛤壳　辰茯神①　苡仁　橘叶红②　粳米　荸荠　海蜇　藕节　荷叶

另卯刻服参一钱，酉正服珠粉一分。

十一诊　右关一部和缓有神，不特饮食知味，而梦寐亦安，快何如之。至左脉之弦，亦和于昨。此波平浪静之时，正休养生息之日，慎劳动，节饮食，培埴脾胃，以扶初生之阴，其在斯时乎。

蒸於术　茯苓　川贝　麦冬　橘红　黄芪　五味

参条一钱煎送。

另燕窝汤送珠粉一分，晚服。

十二诊　腐肉能脱，营卫和矣。眠食能安，脏腑和矣。目前之病，谓之已愈，无乎不可，何以昨日未申之交，气之升降失调，脘闷自汗，不能偃卧，脉亦不调，如是数刻而复。自云素有之肝气，逢节而发，将交长至，似乎近之，而其实非也。夫舌苔浊厚而带灰色，胃中湿浊分明外见，有证有据，以有湿之胃，而当湿令大行之年，高年气弱，不能运行食物，午后阳中之阴之候，气为阳劫，益见阴弱，宜其湿浊当权，反劫正气，此即世俗所谓痧胀也。虽属素有之病，而不能得谓之非病，从此立方，似乎见症治症之道。

藿梗　醋半夏　赤苓　豆卷　炙乌梅　苏梗　橘红　枳壳　白蔻仁　荷叶　粳米

---

① 辰茯神：朱砂拌茯神。
② 橘叶红：当为"橘叶"与"橘红"二味。

参须一钱过药。

十三诊　用补从湿热一边着手，随补随通，湿去而正自复，此东垣先生所以高于诸名家也。而于秋夏为又宜，昨日立方，从此着想，竟能安适。夫病者自云安适，则真安适矣？今既脉静神怡，阴生之节，已在目前，补气调胃，和平其制，此际立方，正无事求奇也。

川贝　橘红　苡仁　茯苓　荷叶　粳米　海蜇　荸荠　谷芽

另煎参条二钱，朝暮空心服。

十四诊　古人长至之日，有定心气之文，又谓静以待晏阴①之成。此无他，动则耗阴，静则生阴也。养病之道，何独不然，寡言语以养气阴，慎思虑以养心阴。从此日积月充，即前目视多怪、梦寐多劳等症，亦可因阴壮而安，所谓阴能敛阳也，用药亦不外乎此。

盐水炒枣仁　辰麦冬②　川贝　橘红　荷叶　粳米　盐水炒玉竹　枇杷叶　磨冲獭肝一分

另煎参条二钱，不时服。

十五诊　脾宜升则健，胃宜降则和。便溏数次，脾气不升也，宜其神情稍倦，左脉带弦，右部略软，腹中隐痛，必有冷稍留于肠胃之间，幸纳食尚多，胃气尚和。高年当大节之后，亦不宜多降，拟钱氏参苓白术散加味。

茯苓　於术　扁豆　陈皮　怀山药　炒神曲　炮姜　苡仁砂仁③　莲心　大枣

另参条一钱，煎汤过药。

---

① 晏阴：借指夏至。
② 辰麦冬：朱砂拌麦冬。
③ 砂仁：原作"炒仁"，据文义改。

十六诊　诸气膹郁，皆属于肺，诸腹胀满，皆属于脾，《内经》文也。太太从前膹郁之病已安，昨日腹中胀痛，岂非脾病乎？夫便溏必兼腹痛，虽属脾虚，必有积滞。昨从钱氏法，加入温消之品，腹痛已和，便溏亦止，胃气亦调。今晨之脉象，右亦有神，目前论治，仍须从脾胃着手，昨钱氏法，去其温消之品可也。

参苓白术散去干姜，加谷芽。

十七诊　诸恙已安，而舌苔之灰色者亦净，胃中浊降可证。宜乎饮食滋味，较胜于前，昨晚少寐，尚是心神欠安，再当从此立方。

首乌　柏子仁　辰茯神　龙齿　枣仁　川贝　荷叶　粳米

总案

太太之体，先天至足之体也。先天者何？天一之水，即命门之火，道家所谓丹田关元，医家所谓元阳真火也。此火足则气旺，而后阴生血长，精神福泽，有不能不过人者，所以八旬之年，而智虑常周。然数十年中，操持耗阴，寒暑耗阴，老年悼子，则更耗阴。耗于壮岁，尚多生长之机；耗于既老，生机渐少，未免不足矣。夫阴以阳为根，阳以阴为宅，阴既不足，则孤阳少所维系，而有失所之虞。睡后自觉奔走不定，以昭其阴之不敛也。日中每见奇异，以昭其精之不蕴也。夫不足宜补，一定之理。而太太之体，则有不易补阴者，何则？舌苔灰浊，胸脘易痞，居海隅卑湿之地，加以平日茶饮常多，高年气弱，变而成饮。浊腻有质之品，已属难投，而况长夏令行，正湿气当权之日。目前调理之法，惟有补气之中，略加健燥，以拂拭其胃中之浊。待秋分后燥令大行，或可渐加阴药。而气分之药，仍不可离，虽然论时论体，不宜峻补。固然，倘如前神失精离之病日甚，何可不备？转辗思维，惟珠粉之灵，可以定心之神；獭肝之灵，可以养肝之神，此补阴而不碍于湿者也，抑更有进者。此后暑令日加，惟有湿之人，引暑于自然，同气相求之理。喻西昌言："人不能避身中之湿，何能避天地之暑？"而太太胃中有湿之体，其于暑之一门，不能不加意焉。夫暑之见证多端，大约口腻头蒙，胸闷哕恶，皆其证也。至治暑之方，要不外去其引暑之湿。古人立方，如消暑丸、香茹①饮、六和汤、藿香正气散等法，无不半②杂燥湿去③湿之品。其进而深者，则有十味香薷饮、清暑益气汤、清燥汤、消暑十全散、生脉散等，此则寓扶正于清暑中者，皆可因时采用，不必泥定成方，而心手间活泼之地。盖暑必伤气，断无血分之药，则重浊之品，必不宜投可知。而老年又当留意者，又在养液。湿之所在，即液之所留，去湿可也，去液不可，故燥药当用而不宜漫用。喻嘉言有"痰人以湿为实"之论，语似太过，其于护液之道，一片婆心，殊可取也。故用豆卷而不用茅术，用川贝而不用半夏。以上数条，于夏季秋初调理之法，似乎略备，而秋冬则不敢悬拟。兹承主人厚意款待，贤昆仲④待爱过当，屡以医理下问。夫空言无补，何如实事为得？即太太之病，竭其愚衷，书之以为刍荛之献⑤，惟主翁先生暨昆仲先生，谅教不逮⑥。

此常熟恬庄杨元丰之如君病也，年八十以外，因子病殁，

① 香茹：即香薷。下同。
② 半：同"拌"。
③ 去：同"祛"。
④ 昆仲：兄弟。
⑤ 刍荛之献：刍荛指割草打柴的人。刍荛之献是认为自己的意见很浅陋的谦虚说法。
⑥ 不逮：逮：及，达到。不逮是指达不到的地方。

故悲哭而生脑疽。其人痰而多火，每日吃盖碗茶六七盏，胃中有痰饮，用药颇难，其病至三候，方透脓生腐。恰值小满后起病，看病在芒种时节，恰是太阴湿土主令，时雨大作，在湿饮之体，屡致脘闷不适。当时同道同看者，又因高粱①富贵之家，一味蛮补。其中斡旋颇难，盖恐伤同道之情也。

对　　口

周　对口疽几及两候，脓稀根硬，烦躁恶心，湿浊壅滞于里，毒火不能外泄，渐有神昏之变。

川连　半夏　连翘　山栀　枳壳　郁金　竹茹

二诊　色脉合参，内陷之机难免。

犀角地黄汤，调下珠黄散。

陈　对疽初起，根坚未化，脓未透泄，其势日张，现在寒热日作，急宜清解。

鲜首乌　元参　丹皮　连翘　银花　黑山栀　枳壳　夏枯草

缪　对疽及候，顶虽高肿，根坚散漫，寒热交作，有日张之势。

羚羊角　鲜首乌　炙甲片　角刺　制蚕　黄芩　夏枯草

王　对疽脓未透撤，用方急于补托，毒火不能外泄，而反弥漫于中，致增胸痞恶呕之患。子和云："虚而不补无害，实而补之祸生。虚者不补，尚借谷气以滋培。实者补之，反助邪威也。"《经》云："营气不从，逆于肉里，乃生痈肿。"又云："膏粱之变，足生大疔。"是疡门扼要之言。兹疡经旬日，近一

---

① 高粱：即膏粱，指美味饮食。

更衣，脉滑数，苔白腻，皆湿热壅遏之象，拟以苦辛宣达，冀其表里开达，庶免邪陷神昏变端。

泻心汤合温胆汤　杏仁　瓜蒌仁

二诊　苦辛相合，能降能通。今呕平便解，和中解毒为是。

半夏　豆卷　黄芩　银花　连翘　黑山栀　刺蒺

三诊　腐脱新生。

半夏　银花　云苓　陈皮　丹皮　甘草　黄芩　谷芽

钱　对口疽疡逾三候，根坚未化，新肉不生，秽腐不脱，脾胃困顿，正气虽虚，舌尚白腻，胸中湿浊未楚，由营卫两亏，不能化腐化浊，虑有干陷神迷之变。

六君子汤。

二诊　神迷酣睡，恶谷恶纳，亦属七恶之中忌款，虑有孤城失守，脾败便泄，昏痉变端。

（方佚）

玉　枕　疽

薛　枕疽初起，未及满候，根不松，顶不突，尚未见脓，邪未透达，必有加重之虑，宜清营泄热。

鲜首乌　羚羊角　竹茹　夏枯草　山栀　丹皮　银花　天虫①　桑叶

大　头　瘟

王　风火袭入三阳，头额焮赤而肿，为游火丹毒，此即宋时所谓大头瘟症也。古人虽有成法，初起苔白不干，恶寒未止，

---

①　天虫：即僵蚕。

先从透解立法。

普济消毒饮去黄连、黄芩。

二诊 肿势愈甚，恶寒已除，脉来弦数右大，舌苔渐黄，风温兼夹痰食，已入胃中，防其化燥神昏。

前方加羚羊角、黄连、黄芩、半夏、神曲。

三诊 病已及候，头面滋水，淋漓而出，五日未大便，脘痞，苔黄，脉沉按而实，温邪外欲化而内欲结也，当乘势逐之。

前方加制军三钱，芒硝钱半。

四诊 便解神清，邪似内外俱泄，善后之法，清涤余邪。

豆卷　石斛　川贝　蒌皮　花粉　黑山栀　丹皮　连翘　谷芽

夭疽锐毒

施 肝邪久郁，更触风温，入于少阳胆络，左耳后结肿作痛，根盘散漫，寒热交作，当以宣解。

薄荷　当归须　连翘　甘草　决明　大贝　黑山栀　夏枯草　黄芩　赤芍

金 右耳后结肿坚硬，顶不高突，平塌色白，症属锐毒，情怀抑郁，内发之候，势非轻浅。

黄芪　陈皮　半夏　角针　甘草　赤白芍　连翘

吴 少阳之经络于耳前后，牵引及鬓，头顶掣痛，强急蔓肿，寒热往来，脉形弦细，苔白口苦，姑从少阳开泄，佐以息风。

柴胡　荆芥　防风　制蚕　蔓荆子　钩藤　连翘　黄芩　蒺藜　桑叶

耳部

耳痛

邵 木失所养，肝风上逆阻络，耳外结肿成痛，日久坚硬如石，消之不易，人宜安闲节食，药则养血泄风。

归身　白芍　煨天麻　刺蒺藜　决明　防风　钩勾　桑叶

二诊 养血息风，耳痛肿势虽小，木硬仍然，牙咬坚结，神疲色痿，从阳以为化妥①。

熟附　苁蓉　巴戟天　桂枝　川斛　元参　刺蒺藜　五味　菖蒲

三诊 前服方后神气觉健，耳痛根收顶突，佳兆也，再以补阴潜阳。

大补阴汤加归身、白芍、茯苓、桑叶。

某 风火相搏，头痛目赤，耳胀作脓。

羚羊角　薄荷　黄芩　连翘　杭菊　杏仁　苦丁茶　桑叶

赵 温邪上郁，右耳内胀痛泄脓。

薄荷　桔梗　杏仁　马勃　桑叶　通草

戴 茹素津枯，肝风易动，化火上逆，阻络伤营，耳痛成脓，牙咬坚结，肿绕于外，耳窍放血，时发时止，仍以育阴和阳息风为治，盖阴足则肝木平，乙癸同源也。

大补阴丸加羚羊角、麦冬、白芍、决明、丹皮、钩勾。

孙 稚年阴亏，兼夹风热，耳脓已久，最难速痊。

---

① 从阳以为化妥：疑为字序颠倒，应理解为"从阳以化为妥"。

羚羊角　钩勾　薄荷　决明　山栀　丹皮　夏枯草

耳　菌

程　阴虚阳越，耳内生菌，项间结核，拟壮水制阳。

大补阴丸　白芍　元参　牡蛎　决明

耳　后　毒

周　阴亏肝玄①，耳后发痰。

刺蒺藜　归身　白芍　决明　郁金　云苓　钩勾

另丸方六味　阿胶　洋参　归身　决明　白芍　牡蛎

冯　风温夹肝阳胆火，循经上逆阻络，耳后结核成痰，色白肿蔓，寒热交作，先以疏解出邪。

夏枯草　薄荷叶　牛蒡子　石决明　净米钩　刺蒺藜　广郁金　焦枳壳　荆芥穗　冬桑叶

张　木郁不达，胆火逆络，耳后结核成痰，焮红肿漫，复感微邪，先拟疏解。

牛蒡子　象贝　柴胡　山栀　石决明　冬桑叶　钩勾　夏枯草

① 玄：通"眩"。原作"元"，避讳，据文义改。

目部

眼胞菌毒

金　眼胞属脾，脾气呆钝，湿痰浊气上升，滞于膜里，眼胞菌毒数载，日渐长大垂出，当以清化。

薄荷　荆芥　赤芍　连翘　防风　元参　陈皮　决明　甘草　淡芩　夏枯草

眼胞痰核

唐　湿痰气郁不化，上升结于眼胞，皮里肉外，致成眼胞痰核，形如豆粒，硬肿不痛，推之移动，拟二陈合清脾饮加减。

陈皮　半夏　连翘　制蚕　决明　茯苓　甘草　黄芩　夏枯草

眼　漏

龚　肝阴不足，火逆有余，目珠疼痛，睛明结肿，延恐穿溃成漏。

川连　丹皮　杭菊　连翘　蒺藜　黄芩　赤芍　决明　甘草　夏枯草

王　漏睛疮破溃出脓，恐成漏管，拟神效黄芪汤出入。

黄芪　人参　白芍　归身　甘草　茯苓　熟地

鼻部

鼻　渊

陆　胆移热于脑，而为鼻渊，浊涕自出。

辛夷　白芷　藁本　苍耳子　升麻　川芎　防风

二诊　症势渐平，丸药缓图。

广藿梗一斤，雄猪胆十枚，为末泛丸如绿豆大，每服一钱。

冯　阴精不足，脑髓不固，鼻渊淋下，并不秽浊，每遇晴暖则稍止，逢阴雨则益甚，其为阳虚显然，宜天真丸主之。

人参　黄芪　白术　山药　苁蓉　归身　天冬　羊肉

高　性情躁急，阳动太过，气火上升，郁于隧窍，脑热暗泄，而为鼻渊。络道失和，颈项结核，东垣升散阳火，丹溪统治诸郁，咸取苦辛为法。然药乃片时之效，欲得久安，须怡悦情志为要。

川芎　连翘　土贝母　郁金　制蚕　迎春花　昆布　海藻
香附　黑栀

赵　耳鸣鼻渊，俱甚于左，肝胆之气亢逆也，宜清降散郁。

羚羊角　夏枯草　滑石　苦丁茶　黑栀　荷叶

鼻痔鼻衄

丁　血热妄①行，鼻痔而兼鼻衄，大补阴治其本，四生丸治其标。

鲜生地　侧柏叶　荷叶　芦根　大补阴丸

---

①　妄：原作"忘"，据文义改。

齿部

牙疳

陈 风热郁冒，化火上逆，口发牙疳，拟以清解。

川连　川石斛　丹皮　知母　麦冬　薄荷　黑山栀　元参
芦根

许 少阴阴液不足，阳明火逆有余，牙龈碎腐，流血成疳，拟以甘寒清泄，宗玉女煎。

石膏　麦冬　知母　牛膝

张 痧后火毒炽甚，龈腐血溢不止，便是不救之症，急清阳明。

生石膏　犀角　丹皮　川连　知母　芦根

王 瘅疟①热久，津液已伤，阳明火盛，牙龈秽腐，齿脱渗血，是走马牙疳症。

川连　石斛　青蒿　地骨皮　黄芩　知母　丹皮　麦冬

张 风热外袭，胃火炽甚，口肿颊浮，牙龈腐糜成疳，脉细便泄，虑其陷闭，险重险重，姑拟苦辛开达，俟其转机为幸。

川连　薄荷　石斛　桔梗　黄芩　茵陈　枳壳　桑叶

顾 痘后火毒不清，结聚阳明胃络，牙龈秽腐，唇颊红肿，势有穿破之患，走马牙疳险症，拟方备商。

犀角地黄汤加石斛、石膏、连翘。

---

① 瘅疟：疟疾之一。临床以但热不寒为主症。

牙　岩

缪　木郁乘胃，阳明络脉不舒，牙根坚肿无情，岩症之根，无忽。

　　苏梗　石斛　麦冬　白芍　钩勾　刺夕藜　香附

杨　胃火上升，牙岩溃腐，肉泛且坚，难治之症。

　　鲜地　羚羊角　麦冬　元参　连翘　甘草　桔梗　大贝
花粉　石膏

复①　前方加芦根、黄柏。

弋　肝火上升，致发牙岩，内外穿溃，肉泛峥嵘②，高年当此，极难调治。

　　细生地　石斛　丹皮　麦冬　甘草　连翘　芦根　大贝

二诊　脉神较起，惟肉泛峥嵘，左腮上腭出血数次，火郁阴伤，再宜养阴清肝。

　　洋参　细生地　石斛　白芍　蒲黄　元参　萸肉　牡蛎

牙　菌

何　牙菌愈而复生，阳明火郁不解，幸软而不坚，可无足虑。

　　白芍　丹皮　连翘　当归　大贝　黄芩

牙　痈

吴　风热牙痈，当以疏解。

---

①　复：二诊
②　峥嵘：在此形容人体消瘦。

荆芥　牛蒡　薄荷　连翘　石斛　元参

冯　产后营枯络空，温邪外袭，齿痛且肿，寒热，拟以透解彻邪。

薄荷　川斛　刺蒺藜　麦冬　钩勾　菊花　荆芥　连翘

牙　漏

勇　牙漏溃久，细如针孔，时出秽脓，节劳戒口，可望愈期。

生地　石斛　麦冬　银花　甘草　元参　丹皮　芦根

牙　宣

郭　牙宣出血不止，是属阳明火逆，脉不洪数，身虽发热，面不油红，乃是阴亏火亢，议育阴潜阳。

大补阴丸加麦冬、血余①、白茅根。

郑　齿衄龈不肿痛，脉虚细，面色㿠白，手足不温，此阳明气弱，血失所附而然，清寒宜避。

黄芪　细生地　阿胶　牛膝　赤苓　白芍　炙草　血余

秦　牙衄如注，胃火极盛，当以清凉。

地黄　石膏　白芍　丹皮　蒲黄炭　血余炭　知母　茅根

---

① 血余：即血余炭。下同。

口舌部

口　疮

尤　阳明胃火上升，口舌红而糜，口干、寒热、便闭，宜凉膈散法。

薄荷　连翘　大黄　银花　丹皮　黄芩　芦根　黑栀

雪　口　疳

吕　胃家湿热蒸腾，口中白点满布。

甘露饮去二地，合泻黄散。

沈　心火上炎，口舌白腐，拟导赤散泻其腑。

导赤散。

钱　湿滞于中，热蒸于上，口发白疳，小溲不渴，开上郁，佐中运，利肠胃，法在宣通三焦。

生於术　桔梗　米仁　寒水石　陈皮　猪苓　泽泻

幼　雪口疳舌上遍布，难于乳哺，宜清宣化毒。

石斛　丹皮　银花　甘草　钩勾　山栀　芦根

舌　疳

尤　心脾郁毒上攻，舌胀不能出口。

生大黄　元明粉　生蒲黄　石菖蒲

沈　肾阴不足，心火肝阳上亢，发为舌疳，舌根破碎成窟，不时内热。夫舌为心苗，肾脉贯隔①，循喉咙，夹舌本，肾阴不升，心火不降，未济之象也，当以滋水制阳。

石斛　麦冬　生地　丹皮　元参　女贞子　大贝　甘草

赵　心脾火郁，致发舌疳，舌根溃烂，状如泛莲，拟养阴清解。

细生地　麦冬　大贝　丹皮　甘草　元参　生蒲黄　连翘竹茹

舌　岩

周　心开窍于舌，心邪郁滞，舌尖结粒，时大时小，久成舌岩重症。

鲜生地　鲜斛　黑栀　知母　淡芩　芦根　川连

冯　白带三年，阴液下脱，坎水不能济离火，震阳随之而炎上，舌左碎腐，舌心干涸，皆精枯液涸之象。急宜戒操劳以养心，勿思虑以安神，加之药饵，尚可望愈。不尔变岩变菌，殊可虑也。

石斛　麦冬　元参　远志　枣仁　连翘　竹叶　芦根

陆　老年情志不适，郁则少火变壮火，知饥，脘中不爽，口舌碎腐，心营暗损，木火劫烁精华，肌肉日削，须怡悦情为佳。

金石斛　川贝　丹皮　茯苓　连翘　桑叶

二诊　养心脾之营，略佐苦降。

洋参　白芍　茯神　丹皮　川连　小麦

---

① 隔：通"膈"。

舌菌

胡　舌为心苗，肾阴不足，心火肝阳上升，发为舌菌，舌尖肉翻如豆，内热咳呛，头弦①心神不安，肺胃亦亏，当滋水制阳，兼清肺胃。

石斛　生地　川贝　元参　麦冬　桔梗　丹皮　沙参　茯神

舌疔

王　心脾火毒上攻，舌发紫泡，形如豆粒，坚硬疼痛，寒热交作，当以清解。

犀角　鲜生地　丹皮　黑栀　连翘　甘草　银花

舌衄

贡　舌衄如注，心胃邪火炽甚，逼血妄行，宜清解凉血。

川连　鲜生地　槐花　丹皮　黑栀　郁金

搔舌悬痈

马　暑热为新凉遏伏，肺胃不宣，搔舌悬痈并发，声嘶气粗，虑其喘闷痉厥之险。

牛蒡　香薷　川连　桔梗　杏仁　薄荷　射干　连翘

陆　风温闭结，肺胃不达，化火逆络，搔舌悬痈并发，恶寒身热，治以清透。

牛蒡子　薄荷　羚羊角　连翘　元参　净米钩　桑叶　桔梗　芦根

---

①　弦：通"眩"，即眩晕。

咽喉部

喉 蛾

吴　风温郁闭，咽痛头胀，辛凉清散，一定章程。

牛蒡　桔梗　射干　连翘　元参　杏仁　芦根

李　喉蛾双发，红肿作痛，纳咽不利，清散为主。

薄荷　牛蒡　荆芥　杏仁　射干　桔梗　甘草　山栀　花粉　连翘　桑叶

顾　火逆淫于肺胃，咽喉肿腐，移热大肠，腹痛便泄，脏腑同病，肺与大肠相表里也。

葛根芩连汤加牛蒡、射干、荆芥、薄荷。

孙　阴不上乘，阳失下降，喉蛾肿痛逾月，适值大节，病势加增，脉左弦右大，渴饮火升，病难霍然，用清营制火，冀其渐松。

犀角　桔梗　山栀　川贝　杏仁　花粉　芦根　川连_{盐水炒}

二诊　昨得便泄一次，左脉弦象稍和，再从清补育阴培其本。

二原地　霍斛　洋参　阿胶　五味　川贝　杏仁

燕窝汤代水。

三诊　《经》曰："少阴之脉循喉咙，夹舌本。"少阴之液素亏，君相之火无制，舌胀咽痛痰块所由来也，须血肉有情之品为补。

海参　淡菜①　燕窝　浮石　蛤壳　叭杏　海蜇　荸荠

---

①　淡菜：为贻贝科动物厚壳贻贝和其他贻贝类的贝肉。

汪　喉蛾屡发屡愈，由阴虚所致，未易断根。

大补阴汤　阿胶　牛膝

喉　痈

杨　喉痈虽经穿溃，火逆势甚，咽闭不纳，虑其正虚邪陷神迷，故拟清解。

羚羊角　银花　鲜生地　丹皮　赤芍　夏枯草　黑栀桔梗

喉　痹

陈　喉痹上热下寒，脉细软，腹满便溏，支①冷，火不归元，无根之火逆于上也，宜用理阴煎加味。

熟地　炮姜　熟附　肉桂　炙草　白芍

冷服。

施　悒②郁悲哀，肝阳内亢，变化风火，贯膈冲咽，咽喉痹痛，当用柔缓以濡之。合乎肝为刚脏，宜济以柔也。

生地　麦冬　茯神　石斛　人中白　天冬　牡蛎　阿胶

熬③膏。

诸　六脉惟右寸关搏大，余则弦数，而尺部微弱，此阴亏于下，阳亢于上也。喉咽肿痛，痰中带红，每寅卯时则汗出，申酉则心中烦躁，知阴阳不济，而相悖也。阅前方壮水制阳，清心保肺，法非不善，但嫌于缓，当用喻西昌法，先清肃其上焦，而后用固全补阳等丸，庶克有济。

---

① 支：通“肢”。下同。

② 悒（yì义）：愁闷不安。

③ 熬：原作“敖”，据文义改。

清燥救肺汤。

时 平时肝郁不舒，风邪乘之，肺金被灼，咽喉肿腐成痹，脉数带弦，此司天之病。天符①之火，与时令之火，相交而成，所以今年此病颇多。与从前之劳病喉痹有别，以其夹风邪也，窃恐地气闭塞，而难下咽。

射干　桔梗　麦冬　沙参　麻仁　郁金　枇杷叶

喉 癣

鲍 素有漏疡未痊，精液暗伤，阴虚肝火易亢，上烁肺阴，咳嗽音哑，咽痛色紫，金破不鸣之象，喉癣重症。

生地　沙参　白芍　紫石英　牛膝　贝母　北味　决明

王 脉数久嗽，音哑而痛，喉癣之象也。

杏仁　沙参　桔梗　橘红　丹皮　紫菀　银杏

二诊 喉癣，咽痛，音哑，已成劳瘵。

生地　天冬　沙参　麦冬　百合　甘草　五味　茯苓

朱 时值冬深，喉燥，阴火不能潜藏，土燥肺金，肺叶枯，则咽哑喉腐，寡欲静养。

天冬　麦冬　丹皮　甘草　紫菀　桑叶　银杏　谷芽

喉 疳

陆 妊娠四月，感受温邪，化火循经上逆，咽喉糜烂，肺毒喉疳重症。

鲜地　杏仁　元参　枳壳　鲜斛　桔梗　芦根　瓜蒌仁

二诊 症未减轻。

---

① 天符：岁运之气与司天之气的五行属性相符合。

前方加甜葶苈、蒌仁。

喉　菌

姜　喉旁结肿发紫，如状浮萍，症属喉菌，极难调治，静养忌口，可冀痊愈。

白芍　桔梗　荆芥　连翘　丹皮　黄芩　茯苓　甘草

喉　风

张　卒起喉风，声如曳锯，身热难咽，此伏寒至春而发也，险重之至，无可服药，只用吹药外图。

猪牙皂角①为末，醋拌点，俟得大吐痰涎再商。

烂喉丹痧

徐　咳逆咽痛，喉烂丹痧隐约不透，适逢半产，血舍空虚，势防邪陷。

牛蒡　薄荷　射干　杏仁　马勃　益母草

范　暴寒骤加，伏热更炽，邪郁则气血壅遏，痧疹不能外达，咽喉胀痛，痰气交阻，神昏喘促，渐入心胞络中，势有内闭外脱之变，热注下迫，自利黏腻不爽。法当开其闭结，解其膻中之热壅，必得神清，方无变端。

连翘　滑石　石菖蒲　射干　银花　通草

化下牛黄丸一粒。

高　喉际作腐，丹痧密布，壮热神糊，当以凉解。

犀角　丹皮　银花　鲜地　黄芩　元参　芦根　马勃　连

---

①　猪牙皂角：为豆科植物皂荚已衰老或受伤害后所结之果实。

翘 郁金

疫疠喉痧

汤 冬暖气泄，温邪深伏少阴，交春地气上腾，近感风上受，先犯手经为咳，肺主一身气化，咳则诸气皆逆，伏气勃然发越，鼓动其风火之威，痰潮热壅，喉胀欲闭，汤水不能下咽，痰热漫无出路，神昏蒙闭将至矣。古人豁痰宣窍，必有芳香，欲图扭①转机关，舍此别无他法。

紫雪丹。

薛 温邪自里而发，喉肿口渴，丹痧密布，舌心灰滞，上焦热蒙，最虑窍闭昏痉。

牛蒡子 连翘 杏仁 山栀 瓜蒌 马勃 芦根 竹心

王 疫毒疠气，吸受口鼻，四五日来不发痧，但喉腐者，殆②因年值五旬，相火已衰也，念此症虽曰里先受病，较之平常外感，宜先表而后里者有异，第外入之邪，总以外达为先，再为疏解，谅亦近理，今且左脉尚沉，舌苔尚白，热不甚猛，口不甚渴，屡屡大便溏泄，化火之形未具，而下陷之机已着，何可藐视，故从经义火郁发之意。

葛根 甘中黄 牛蒡子 连翘 桔梗 元参

范 口鼻吸入秽浊，自肺系渐入心胞，咽喉胀痛，舌燥，最怕窍闭神昏之变，此温毒传染之症，不与风寒同例。

牛蒡 桔梗 连翘 银花 元参 郁金 菖蒲 鲜生地 芦根 梨汁 金汁一杯

---

① 扭：原作"杻"，据文义改。
② 殆：意谓"大概"。

项部

风 热 痰

许 风热痰结核焮赤，寒热交作，脓脚已成，舌色干枯，大便燥结，治以清营泄热。

羚羊角　鲜生地　山栀　薄荷　石决明　净钩藤　桑叶芦根

吴 风温外感，颈项发痰，用疏散法。

薄荷　荆芥　夏枯草　连翘　丹皮　大贝　黄芩　桑叶

陈 幼年阴分不足，微感风温，项间结核，是虚中夹实，用轻阳撤邪法。

象母　连翘　夏枯草

二诊 穿溃后外邪虽熄，本体弱而多火，当与调中清火为主。

生洋参　牡蛎　归身　白芍　决明　夏枯草

邵 幼孩体怯，风温易袭，项痰屡痊屡发。

鲜首乌　归身　丹皮　象贝　元参　夏枯草　桑叶　连翘

卜 风火袭入少阳，项间结核，焮红寒热，势必成脓，此纯实症也，脓泄后即可收口。

羚羊角　夏枯草　黑栀　元参　薄荷　大贝　丹皮　桑叶

曹 虚中夹实之痰，溃后月余，将敛不敛，煎剂乃童年所畏，易药粉常服为佳。

制首乌　归身　白芍　洋参　黄芪　山药　莲肉　扁豆

为末白糖调服。

高 郁痰已久，坚硬无情，兹诊脉弦数，寒热时作，项间漫肿焮红，咽喉亦痛，妨于饮食，此系复感风温使然，法当先治其标，后图其本。

牛蒡 薄荷 大贝 石斛 连翘 杏仁 元参 丹皮

惊 痰

胡 惊后发痰，虽经溃脓，火热未清，治以泄少阳胆络。

羚羊角 钩勾 赤芍 橘红 丹皮 夏枯草 象贝 连翘

章 惊后颈项结块肿胀，防成痰毒，当以散解。

夏枯草 荆芥 牛蒡 大贝 连翘 薄荷 丹皮 黑栀

托腮 牙咬

马 周身男孩，营卫未充，风寒最易侵袭，蓄于络里，而成托腮痰毒，肿而且硬，寒热往来，当以消解。

牛蒡 大贝 连翘 薄荷 钩勾 夏枯草 甘草

吴 产后营阴大虚，腮边结痈，肿而且硬，虽有风邪，升散之品宜避，养阴即是化风，程子所谓"血行风自灭"也。

六味汤去萸，加当归、白芍。

龚 风火相扇，牙咬坚结，开合不利，速宜透解，此症最忌寒凉，一用寒凉，便成骨槽痼疾。

秦艽 羌活 钩勾 骨碎补 荆芥 薄荷 牛蒡 蝉蜕

丁 风热牙咬托腮并发，里虽穿溃，外尚坚肿，仍宜透解散邪，须服药寒热递减，庶不致外腮复脓，否则有骨槽之变，最为累事。

牛蒡 秦艽 连翘 薄荷 石斛 元参 桑叶

朱 牙咬托腮，虽经溃脓，颊肿不退，少阳阳明伏邪未彻，防变骨槽重症。

鲜石斛　连翘　知母　丹皮　麦冬　小生地　元参　滑石
桑叶

骨　槽

阮　牙骱坚结而成骨槽。骨槽者，风温入于少阳之络，惟
络病最难透达，刻下肿处坚硬无情，齿合难进饮食。攻透为合，
冀其脓泄，则势可缓，愈期须脓老骨脱为断。

秦艽　防风　荆芥　麦冬　制蚕　山甲

二诊　服药后肿处渐软，脓出有期，牙骱仍结，前法增减。

前方去甲、麦，加归身、丹皮。

殷　产后骨槽，由血虚阳亢，化火上冒，瘀凝未尽，少腹
掣痛，肢麻络疼，两脉微细，先以养血疏瘀。

阿胶　五灵脂　当归　楂炭　丹参　蒺藜　益母花

陶　形寒脉迟细，颊车坚肿，牙关紧闭不开，此阳亏络空，
寒邪袭入，盘踞不出，久则竟难驱化。治当温通散寒之中，佐
以虫为向导，搜其锢结之所，邪始搜化无遗。

阳和汤加全蝎、制蚕。

二诊　热则筋纵，寒则拘急。昔投阳和，一剂而牙关和，
再剂而面色转红。一若春回寒谷，阳气融和者，何其速也，仍
宗前方加味治之。

前方加刺蒺藜、骨碎补。

陈　齿属少阴骨余，龈属少阳阳明之络，始由阴亏络空，
风寒外袭，牙关不开，寒热夜作，酿成痈肿，变为骨槽，几及
半载，朽骨未出，两脉微细无神，面色㿠白少华，审所由来，
从前多服羚羊鲜地所致，今欲治病，且先医药。

阳和汤　蒺藜　归身　钩勾

二诊　前方后神识稍畅，两脉仍虚，症延半载，当图本化风，愈期甚缓，勿躁为要。

八珍汤去川芎、白术，加制蚕、麦冬。

杨　外风袭入颊车，而成骨槽风毒，延今两月有余，身热恶寒蔓肿，此无他。颊车牙骱，属少阳厥阴肝胆之络，风喜伤之。夫风，阳邪也。起于西北者为冷风，冷风乘虚而入，必须疏化，俾之外达，然后理其络中之热，分头而治，条理自清，不难速化。世医不分外感冷风，动用寒凉抑遏，使冷风无路可出，无怪面青苔白，厌食易呕，脉细郁数，颊间坚肿，诸症迭出，症非寒症，而胃中寒药阻遏热邪。欲清其热，不得不先化其风，欲化其风，不得不先医寒凉之药，层次既究，斡旋愈难。

阳和汤　逍遥散　防风　白蒺藜

二诊　前方四剂，面色已开，能食不呕，恶寒亦减，外疡坚肿之象，渐有软意，寒饮已化，冷风外出，从此脓能外泄，脉象软大，何其快也。然火之郁于内者，尚未尽透，仍从化郁，佐以泄热。

加味逍遥散　连翘　蒺藜

三诊　郁象渐开，仍守前法。

前方加郁金、花粉。

四诊　病不外乎内伤外感六淫之邪，由外而入者，既已化解，而七情内郁之火，尚未清了。肝火乘乎太阴，日暮烘热，小便黄赤，神疲易怒，口渴心烦，皆属相火见症，欲治外疡，先清内火为要。

景岳化肝煎。

五诊　肝既化矣，内热渐衰，饮食能进，日暮之热，小便之赤，心烦口渴易怒诸症亦和，内症退矣，若外疡之淹滞，必须日久老脓所成之朽骨脱去，方能收口，无欲速，欲速则反堕前功。

海参　蛤壳　浮石　淡菜　荸荠　海蜇

六诊　调理之法，定心气以养肝，适胃气以生阴，昨方清淡，嫌从前之苦药多投，多投则伤胃，非所宜也。《内经》谓："谷肉果菜，食养静之。"慎无躁急，以待日复为嘱。

雪羹汤送资生丸三钱。

此杨械病也，家严①已老，不出门看病，再四请求而去，其病已经医坏，逐渐救药，半年而愈，即令鼎汾②代笔写方，其家甚感，因志其颠末云。

尤　疡由风温而起，复因惊恐加病，延未匝月，医药杂投。夫苦寒多致凝遏，阳明之火，郁而不宣，致有骨槽之变，诊得脉象弦细，口溢酸水，胸次不爽，大便有时溏薄，是胃不得脾之运，而反受肝之克矣，此症虽无性命之忧，颇有淹缠之累，穿溃后加谨慎调，方能奏绩，议加味温胆汤。

半夏　橘红　茯苓　郁金　枳壳　青皮醋炒　蒺藜　竹叶

二诊　疡来四十余日，酿成骨槽重症，脓退邪泄于外，肝木复动于中，脉弦劲，舌苔黄腻，口溢酸水，胸膈不利，肝邪已见。昨用温胆加味，调胃和肝，今参入苦辛，合东垣脾升则健，胃降则利之旨。

前方去青皮、竹叶，加姜炒川连、防风、姜竹茹。

秦　骨槽风溃久，牙骨已损，完功不易，当以补托。

---

① 家严：用来称比自己辈分高的活着的亲人，含有谦恭平常之意。

② 鼎汾：为高秉钧之子高上池。

黄芪　当归　白芍　花粉　甘草　党参　白术　川芎

徐　骨槽风溃后，筋脉急缩，以致牙关紧强，兼之余毒未清，腠理结核，两耳作鸣，而音不聪，厥少不和，阳浮于上，宜养阴清肝，和化脉络。

当归　白芍　决明　白蒺藜　夏枯草　丹皮　菊花　陈皮　甘草　荷叶

任　骨槽溃久不敛，津液耗伤，气血不复，骨蒸少纳，虑其劳瘵。

鲜石斛　麦冬　北沙参　玉竹　丹皮　左牡蛎　白芍　骨碎补

施　阴亏火亢，阳明络空，胆火循经上逆阻络，腮边结毒，溃久不敛，已成骨槽，难于收口，龈胀齿摇，外肿不退，内有多骨，俟朽骨脱落，方能收功，拟以育阴为治。

麦冬　骨碎补　知母　小生地　丹皮　元参　石斛

又丸方　大补阴和六合去山药、泽泻，加刺蒺藜、黄芪、白芍、洋参、麦冬、石决明、元参、牡蛎、牛膝、杞子、归身。

袁　溃疡几及两载，外通里彻，骨槽成漏，朽骨未脱，收口殊难，治以补托。

生地　归身　元参　丹皮　黄芪　麦冬　骨碎补　左牡蛎

薛　颧胀鼻塞，龈腐齿脱，骨槽重症。

苍耳散加麦冬、石斛、郁金、松萝、茶叶。

盛　骨槽痈牙咬紧急，虽经溃脓，外肿不消，变象多端，难于速效。

归身　丹皮　骨碎补　连翘　元参　麦冬　牛蒡子

二诊　牙龈里虽溃脓，外肿仍不坚化，虑有骨槽之变。

前方去麦冬，加秦艽、石斛。

王　骨槽左右穿腮，已经三载，脓头入孔，曾出多骨，仍然不敛，脓流脂枯，气血亏败，水愈亏，火愈炽，骨蒸经阻，损怯已久。

大补阴汤加归身、白芍、女贞子、丹皮、麦冬。

顾　肝阳胆火逆络，耳项结核漫肿，延来日久，脓脚已成，穿溃后防有骨槽之变，仍以息风和阳。

羚羊角　石决明　净米钩　杭菊花　刺蒺藜　广郁金　黑山栀　粉归身

二诊　骨槽风牙龈穿溃，脉见左弦数，右软细，由肝旺乘脾，湿热不运，故胃气不醒，仍以息风，兼佐扶正运浊。

甘菊花　嫩双钩　广郁金　广陈皮　白茯苓　竹茹　石决明　枳实　芦根

三诊　骨槽风仍拟扶中运浊，兼佐息风和阳。

甘菊花　蒺藜　广郁金　石决明　广陈皮　白茯苓　炒枳壳　元参　粉丹皮　骨碎补　桑叶　芦根

发　颐

卫　发颐已透，坚硬无情，尚未化脓，邪陷入里，神昏风动，舌卷囊缩，恶疑叠见，究属正不胜邪。据述汤饮四日未进，又何望焉？勉拟存阴清透，先用通灵开窍，得药下咽再商。

鲜地　石膏　元参　鲜斛　牛膝　知母　甘草　麦冬　芦根　粳米

先服活蚌水一杯。

顾　但热不寒，四候以外，左颈发颐，脓结已透，神情大困，动则汗出，脉仍弦细而数，幸胃家尚善纳食。夫久病有胃则生，疡科为尤甚，切不禁其口食，以冀脓泄生阴。

青蒿　丹皮　制蚕　黄芩　川贝　洋参　元参

黄芪一两代水。

二诊　昨日夜半，脓泄盈盏，邪已外溃，今晨疮口开豁如钱，此气虚也，虽属脉静身凉，而言微语短，羸弱极甚，徐先生断伊虚脱，诚然，所幸胃气未衰，将培补重剂投之，或可侥幸。

党参　黄芪　冬术①　大生地　归身　怀山药　杏仁

三诊　昨投大补，汗止而胃口益佳，当此汗脓大泄之后，气分血分之邪尽出，与寻常内症病后不同，不必禁忌口食，将有味养阴之品，任伊资啖，庶几阴生而日长，再从前方加味。

前方加麦冬、白芍。

四诊　病已大愈，气血渐复，疮口自收。

前方去麦冬，加玉竹。

另膏滋方　人参固本生脉，海参为丸。

失荣马刀

陈　牙断坚肿无情，按之如石，已及半载，有时酸楚而不痛，症名失荣。失荣者，失其荣华也。病之所由，尽在命名两字，发此病者，肝血以为火劫，生气无权，非寻常之郁比也，症属难治。

逍遥散。

孙　左颈结核，坚硬色白，经年不溃，脉左涩右洪，症名失荣。水亏木枯，失向荣华之谓也。平素操劳太过，子虚盗母，精气受夺。《内经》谓："精夺则虚。"治宜壮水和肝以养正，

---

①　冬术：白术晒干者称"生晒术"，亦称"冬术"。

使水火既济，精气内复，斯不治肝，而肝得荣华矣。

生地　元参　牡蛎　柏子仁　归身　丹参　茯神　杞子
枣仁

二诊　虚不受补，颇为逆候，诊脉弦数，兼乎风火相乘，再以疏风清化。

夏枯草　甘菊　钩勾　夕利①　连翘　决明　元参　丹皮

杨　肝郁夹痰，颈右失荣坚肿，按之无情，迄今五日，颈项掣痛，肝脾两伤，气血并损，姑以益气养荣。

冬术　归身　大生地　川芎　白芍　陈皮　半夏　夏枯草

徐　肝郁不舒，气火夹痰，凝结颈项，失荣坚肿，推之不移，按之无情，消解极难。

四物汤　夏枯草　大贝　丹皮　钩勾　橘叶

赵　郁结见于色脉，项间结核，坚肿不移，失荣马刀之渐。

归身　蒺藜　香附　丹皮　牡蛎　金铃子　桑叶

□②　胆火内郁，项间结肿无情，症名马刀。虽亚于失荣，病则几于损怯，一交夏令，慎防咯血加剧。

清燥救肺汤。

孙　血虚肝火夹痰，凝结颈右，发为马刀，结核坚肿如石，发热脉细，症势极重。

归身　石斛　象贝　茯苓　钩勾　元参　陈皮　白芍

金　少阳相火夹痰上升，颈右马刀坚肿，误施针砭，焮肿益甚，掣痛不休，血出头晕，症属不治，勉拟一方，而邀天相。

鲜生地　黑栀　元参　大贝　丹皮　连翘　赤芍　羚羊角

---

① 夕利：即刺蒺藜。
② □：底本字迹不清，1955 年铅印本作"卜"。

瘰疬

张　肝气不舒，胆火上逆，项间结疬如贯珠，此系郁症，不可攻消，消则反甚，用两和肝胃。

牡蛎消瘰丸　川贝　元参　牡蛎　白芍　丹皮　橘叶　两头尖

范　肝经液聚，项发虚痰，溃久不敛。幸在英年，胃气尚佳，保摄静养，可望收口，用壮水制火。

六味丸、牡蛎消瘰丸常服。

毛　肝经液聚，气凝项间结核，病虽在外，而其本在内，《经》云："自内而至外者，毋求其本。"

首乌　归身　生地　白芍　丹皮　大贝　元参　茯苓

周　阴虚阳不潜藏，亢逆烁经为病，知识将来之际，宜留神保养为是。

六味丸加牡蛎、元参。

毛　素有遗滑不禁，肾虚亏损可知，鼠漏未愈，木火亢逆，项间结核，治以滋肾生肝，慎勿攻之，攻之则愈甚也。

八仙长寿丸加龙骨、牡蛎。

钱　肝家之火常郁，项发虚痰成串，此郁症也，不易收口。

逍遥加味。

王　督①脉隶乎肝肾，女子以肝为先天，及笄之年，癸水未通，颈项虚痰累累，骨蒸晨汗，血枯肝郁，劳瘵之根萌也。局方逍遥散，为女科之圣剂，大意重在肝脾二经，因郁致损，其方下云：养血以润之，培土以升之。佐柴胡以引生春之气，

---

① 督：原阙，据 1955 年铅印本补。

令木气敷荣，即内经木郁达之之意，但久疡速效难期，必得天癸通行，病根斯拔。

黑逍遥散。

另天王补心丹，每朝服三钱。

姚 颈项瘰疬，左右结核累累，溃者溃，敛者敛，而仍窜发不已，迄今四载，气血两戕，肝火日甚，脾阴日亏，肺脏亦被火炽，是以咳嗽频作，胃气不振，寒热往来，脉细弦数，症势已入损途，怡情安养，佐以药饵，冀图幸于万一。

青蒿　生地　归身　白芍　丹皮　川贝　鳖甲　石斛　决明　夏枯草　元参

孙 阴亏肝旺，化风逆络，颈项结疬。

归身　白芍　夏枯草　丹皮　石决明　香附　牡蛎　桑叶　刺夕藜

顾 水亏木亢，胆火逆络，颈项结疬，溃久不敛，津衰液涸，咳逆气升，水愈亏，火愈旺，骨蒸不已，劳损已成，且拟大补阴丸，收复龙雷，再商他治。

大补阴丸合六味汤。

陆 先天禀薄，后天生气不足，肝阴有亏，致颈项结核，而成痰疬，溃久不敛之累，防成劳瘵。

黄芪　归身　白芍　白术　元参　茯苓　牡蛎　洋参　砂仁

任 先天不足，真阴亏损，肝阳独亢，循经伤络，耳项结疬，督脉空虚，筋衰骨痿，身体缩小，已现鸡胸龟背之象，脉弦且数，骨蒸久热，肺阴被灼，气逆喘急，损怯根深，法难图治，姑宗景岳肺肾交虚。

金水六君煎，备请高明商夺。（方佚）

瘿　瘤

　　薛　肝主筋膜，其脉并少阳之经，与督脉会于巅顶。性散多急，肝阳亢逆，津液聚结为痰，久凝如石，附着颈项，所谓夹瘿是也。兹诊脉数口干，心中烦乱，阳化内风，煽烁震动，君主神明，宜用静药，坚和阴阳，勿用攻消之剂，若能安养，可望消散，姑用天王补心丹。

　　俞　气火结瘿，当以消散。

　　生地　当归　夏枯草　瓜蒌仁　郁金　大贝　山栀　丹皮酒炒

臂手部

臂　痈

王　血络有热，外加暑风湿热，臂发痈肿，遍体风疹搔[1]痒，治以消暑解毒法。

杏仁　滑石　寒水石　连翘　黄芩　丹皮　银花

韩　湿火走络伤营，右臂结痈燃红，腐尚未脱，其色紫黑，恐其加大，拟和解化邪，望其热化肿消。

豆卷　蛤壳　瓜蒌仁　枳实　连翘　防风　赤苓

二诊　肿势已退，腐仍未化，便坚未解，新肉不鲜，高年虑变。

二陈汤　瓜蒌　枳实　豆卷　归身　麻仁

三诊　腐脱新生，饮食渐加，精神亦旺，幸甚幸甚。

制半夏　茯苓　归身　白术　黄芪　白芍　苡仁　砂仁

鼓　捶　风

常　脉细且迟，虚寒阻络，臂尖酸楚肿蔓，由来一载，是鼓捶风症也。症属营卫不充，郁痰交滞，易成痼疾，治之最费经营。

阳和汤去炮姜、威灵仙、秦艽、当归、防风。

二诊　前用温通大剂八帖，其势稍缓，然臂肿如前，脉来细弱无力，无阳则络间痰滞，无以通达，仍宗前方加味。

---

① 搔：通"瘙"。

前方加党参、黄芪。

脱 骨 疽

金 风温久积，手腕成毒，脓色不正，寒热无时，神呆，防内陷。

归身　牡丹皮　郁金　防风　威灵仙　片姜黄　苡仁　麦冬

二诊 脓色转黄，原属佳兆，惟痛甚彻夜不寐，神色不清，内陷之兆，防支脱而变脱骨疽毒。

细生地　防风　秦艽　灵仙　麦冬　归身　枳壳

朱 痧后阴亏，湿热壅阻经络，手指色黑，面黄，是脱骨疽也。症已极险，殊少生机。

白术　陈皮　苡仁　扁豆　怀药　谷芽

周 流痰溃久不敛，手腕高肿，脓水①淋漓，尚有多骨未脱，疡虽无妨，愈期必迟。

二陈汤　归身　石斛　连翘　丹皮　谷芽　竹茹

手 发 背

王 百工手技多年，其皮必厚，兹因齿咬而伤手背，胀及臂湾②，不第火毒走散，即平日所伏之暑湿伏热，必皆因伤而发，发则手腕手背皮厚处，不易成脓外泄，所以寒热交作，痛甚食减，幸气体尚旺，究属外疡极痛之症，愈期必缓，勿忽。

川连　花粉　丹皮　连翘　赤芍　银花　甘草

---

① 水：原作"火"，据文意改。
② 湾：通"弯"。

胸胁部

胸　痰

谈　病后营阴不复，又加劳碌，胸发流痰，色白肿蔓，脘痹运难，脉弱无神，面无华色，用扶土和中缓图。

制首乌　归身　茯苓　黄芪　白芍　陈皮　白术　砂仁

蒋　气血并虚，胸发虚痰，溃久不敛，形衰神怯，养营补阴。

党参　黄芪　首乌　归身　丹皮

伍　胸痰坚而不肿，推之不移，形衰色夺，是郁症也，治以抑肝和胃。

苏梗　桔梗　郁金　广皮　枳壳　丹皮　香附　橘叶

二诊　前方后症仍不变，是由气郁不舒，营卫失调，年逾花甲，勿忽。

三子养亲　二陈　甲片　丹皮　归身

陈　始则因伤而起，继则营卫不调，胸发痰块，色白肿蔓，延今五旬，近日作痛，成脓象也，所虑厌谷纳少，淹缠生变。

二陈汤去草　焦术　瓜蒌仁　制蚕　角刺

卫　阳气为阴邪抑遏，入于肌络，胸高坚突，色白肿蔓，兼有腹痛便泄，幼孩面黄体怯，身热暮甚，势有作脓之虑，拟表里并治，冀其身热渐退再商。

人参败毒散　木香　乌药　炙甲片　制蚕　角针

井疽

浦　井疽溃久，脓水甚多，脉虚软数，不独气伤，营阴亦亏，咳嗽不利，纳少，从肺胃和化。

川贝　杏仁　苡仁　桔梗　豆卷　白薇　紫菀　橘红

钱　井疽溃久不敛，须多骨脱落，方可收功。

六君子汤。

张　五脏之尊，心为之主，心肾过用，肾水下亏，水不制火，心阳扰动，营不内守，则腰痛咯红，继患井疽，外溃已久，不时嘈杂，气馁中虚，当营卫并培，兼以养心。

生地　党参　归身　远志　柏子仁　白芍　茯神　山药
陈皮

捧心痈

吴　悲泣乃怀内起之病，病生于郁，形象渐大，按之坚硬，色白，在人字骨下，症非轻候，宜和营理气散结。

当归　连翘　制香附　青皮　郁金　苏梗　半夏　乌药
茯苓　川连姜汁炒

肚痰

徐　脉来左虚右弱，湿热蕴滞，踞于胃脘之络，胸高坚突不移，此肚角痰也。病后气虚不复，厌谷纳少，且用扶土和中，亦扶正却邪之治。

半夏　陈皮　茯苓　川朴　川连　干姜　益智　麦芽　砂仁　泽兰　郁金　枳实　姜皮

二诊　肚痰成脓于皮里膜外，由湿热壅滞中焦，气不宣化所致，仍以扶土和中。

前方去益智、干姜、泽兰，加洋参、瓜蒌、苏梗、角针。

三诊　二陈汤加藿梗、苏梗。

徐　伏暑之邪，兼夹肝郁，气痹血阻，脘旁偏左板痛，脉形郁数，寒热不时，势有膈角痛之虑，拟和解宣络。

三物旋覆花汤加柴胡、青皮、制香附、苏梗、酒炒当归、茯苓、郁金、神曲、枳壳。

二诊　进宣通和解数剂，痛势已松，寒热亦减，惟络中尚未宣畅，邪之郁者未清，仍从宣解为宜。

炒神曲　枳壳　青蒿　半夏　川朴　干姜　白蒺藜　香附　橘叶　苏梗

张　脉形弦数，肝邪横逆，始由郁结停积，延久湿痰聚浊，肿踞而不移，非癥非瘕，症名膈痰，苦泄辛通，佐以豁痰宣窍。

左金丸　三子养亲　枳实　茯苓　陈皮　香附

叶　病由气血大虚，肝经火郁，乘脾气陷，便泄而兼腹痛，脘中似痞，似欲成肚痰重症，而实非也。由太阴本亏，少阴亦弱，厥阴无制，已属极重，而况经停八月，寒热无时，能不虑其成瘵乎？

四神丸　川楝子　白芍　香附　伏龙肝

胁　痰

蔡　胁痰多起病后，由肝损阳亢，气血不能来复所致，溃久不敛，脂流液枯，子夜少寐，用养营法。

人参养营汤去桂地。

二诊　胁痰溃久成漏，食少卧不安寐，前法嫌其呆守，疏腑养脏为宜。

六君子汤　归身　白芍　柏子仁　谷芽

夹　痈

王　肝气聚结，凝滞而成夹痈，脓孔腐烂，拟以补阴为治。
大补阴煎加苡仁、橘红、茯苓、砂仁。

乳部

乳　痈

朱　左乳房胀硬热痛，脉形右寸关独数，此阳明火郁于内，拟清散法。

柴胡　石膏　瓜蒌皮　蒲公英　当归　赤芍　苏梗　木通
砂仁

陈　先呕而口甜腻，复恶寒身热，乳房结核肿痛，此阳明蕴热，复兼外感，而入于胃络所致。

生石膏　桂枝　苏梗　蒲公英　石斛　橘皮　白蔻仁　白
薇　竹茹

侯　妊娠六月，阳明养胎，阳明虚，厥阴横，乳房结肿，虽经溃脓，坚肿不消，最有传囊之累。

白术　苏梗　黄芩　枳壳　青皮　香附　瓜蒌仁　炙草

钱　内吹溃脓，俟分娩方可收口。

归身　白芍　黄芪　黄芩　苏梗　黑栀

陆　产甫旬日①，乳房肿硬，血凝气滞，乳汁不通所致。

当归　蒲公英　香附　王不留行　枳壳　瓜蒌仁　砂仁
茺蔚子

周　产后乳房结肿溃脓，脓干少而硬块不消，乃气血滞而不和也，拟两和气血法。

全当归　泽兰　丹参　青皮　郁金　楂肉　茺蔚子　香附

---

①　产甫旬日：即产后十余日。

生熟谷芽

钱 乳痈初起，寒热无汗，肿大而无头面，此气郁于肝，而乘于胃。

细柴胡　川楝子　苏梗　青皮　制香附　蒲公英　枳壳　麦芽

二诊 寒热止而肿退，即是消散。

前方去蒲公英，加当归、连翘、竹叶、蒌皮。

尤 上年腊底起病，咳痰不能坐卧，正月下旬，小产后身热咳嗽，且形瘦少纳，斯郁热邪归于乳房，化脓而泄，宜补脾胃，以助气血，希其渐复。

原地　土炒洋参　茯神　於术　白芍　石斛　归身　橘饼①　燕窝

二诊 前方颇效，脓尽肿消，热退谷增，惟痰嗽未了，前方参入育阴。

石斛　川贝　於术　沙参　麦冬　蛤壳　燕窝　蛤粉炒②　阿胶　糯稻根须

乳　痰

张 肝郁克阻阳明，两乳房结核成痰，胸痞少纳。

逍遥散去术姜　川楝子　香附　青皮　橘核　生谷芽

二诊 前方后右半已退，左半仍然，再从前方，参入泻肝。

前方加苏梗、刺蒺、半夏、陈皮、夏枯草。

李 乳房成痰，脘脾哕恶，方用苦辛开达。

---

① 橘饼：为芸香科植物福橘等的成熟果实，用蜜糖渍制而成。

② 炒：原作"妙"，据文义改。

吴萸　白芍　半夏　蔻仁　川楝子　苏梗　青皮　橘叶

祝　乳痰之根，不郁自郁，拘执之性，消散颇难，奈何？

逍遥散去术草　香附　桔梗　砂仁　夏枯草

程　肝气乳癖，年逾四旬，经事先期，营亏肝亢，化火生痰，逆阻阳明胃络，乳房结核成痰，拟以苦辛开泄为治。

吴萸　川连　瓜蒌皮　白芍　归身　砂仁　柴胡　白术
川楝子　茯苓　香附

李　木郁不达，逆阻阳明胃络，脘痹哕恶，乳房结核成痰，脉象左大右濡，拟以苦辛开达。

吴萸　白芍　半夏　蔻仁　苏梗　青皮　陈皮　橘叶　川楝子

乳　癖

吴　木郁不达，乳房结癖，肝胃不和，脘痹哕逆，拟以苦辛泄降，伐寇安民，制其所胜，肝阳平而癖自消矣。

左金合二陈　夏枯草　川楝子　橘核

程　营枯无以养络，络脉不和，而成木强，乳房之所以结核也，症名乳癖，更兼遍体肢麻掣痛，非养营无以生血，非泄木无以化结，治病之法如是，然须开怀于服药之先。

四物汤去地　青皮　川楝子　郁金　牡蛎　砂仁　夏枯草

何　疟久则肝胆之阴不足，气郁则肝胆之火有余，乳房之癖所由来也，舒散自怡以养心，平肝理气以治病。

归身　苏梗　青皮　香附　白芍　茯苓　郁金　川楝子

荣　肝横乳癖，胸闷哕逆，纳少便溏，先拟苦辛开泄。

左金合四七汤。

程　水亏木旺，营枯无以荣养，遍身肢麻掣痛，乳房结核成癣，拟以壮水涵木治之。

四物去川芎　青皮　川楝子　郁金　牡蛎　砂仁

又丸方：四物去川芎，加洋参、茯苓、杞子、萸肉、杜仲、菟丝子、牛膝、阿胶、丹皮、川楝子、香附、丹参、郁金、两头尖、沙苑子、牡蛎。

乳　岩

方　寡居多郁，郁则肝火自焚，从外现之症，不过乳块不移，其实内脏之肝络已痿，调胃养适，可二十年无妨，消散则难，症名乳岩。

加味逍遥散。

王　高年气血大衰，乳头缩进，结块无情，乳岩险症。

四物汤　制洋参　黄芪　青皮　郁金　茯苓

钱　乳岩已成，难于图治，怡情安养，带疾延年。

归脾汤。

洪　血不养肝，肝气郁结，右乳胀硬，乳头掣痛，势成岩症。

当归　白芍　青皮　橘叶核　夏枯草　柴胡　茯苓　大贝

孙　乳岩破溃，乳房坚肿掣痛，定有翻花出血之虞，极难图治。

中生地　当归　白芍　丹皮　大贝母　瓜蒌仁　蒲公英
连翘　黑栀　甘草

胡　逢场作戏之人，其郁结之病更难医治，无他解郁之法，早已行之，则惟有更进一层，作禅家白骨观耳，此意须济亨先生自治之。

蒺藜一斤去刺，鸡子黄拌炒干阴为丸，每服四钱，砂仁汤送服。

杨 乳岩破溃，在法无治，怡情安养，或可延年，拟以气血并顾。

大生地　归身　白芍　泽兰　砂仁　广皮　西洋参　白术
丹皮

乳　头　风

尤 乳头风得郁则痒，吮乳则痛，漫无愈期。

银花　甘草节　蜣螂虫　苏叶

甜白酒一斤煎药。

贝 木喜调达，调达则敷荣；土喜疏通，疏通则润泽。条达之性失，则郁而成火；疏通之性乖，则聚而成湿。火与湿俱，乳头湿痒成焉，此无他，乳房属胃，乳头属肝，治以泄木和胃。

白芍　川楝子　青皮　半夏　陈皮　茯苓　砂仁

背部

背疽

周 背疽坚肿不透，脘中湿浊不运，大脓未见，胸痞哕恶，脉细数而软，拟开达上焦。

川朴 郁金 香附 半夏 陈皮 枳壳 茯苓 杏仁

二诊 大脓虽透，瘀腐未脱，寒热未退，胸痞哕恶，湿浊不运故也，仍从苦泄宣通。

黄连温胆汤去甘草 川厚朴 苏梗 瓜蒌仁 香附

三诊 舌苔已化，症势已定，寒热未除，大便尚难，拟通腑泄热。

川连 厚朴 半夏 广皮 黑栀 香附 丹皮 谷芽

另更衣丸。

穆 疡发极大，脓去过多，精津惫败，脉数无神，脾胃困顿，其势甚险，急扶正内托，犹恐鞭长莫及。

人参 茯神 川斛 制首乌 白芍 陈皮

谷芽汤煎。

何 气血郁遏，背发疽毒，疽之上下又结肿块，俱成痈脓，身热少纳，脉细数，宣通透托，冀其易脓易溃。

豆卷 角刺 天虫 土贝 鲜首乌 忍冬藤 杏仁 白薇 丹皮

张 疡不依期而透，根高顶陷，脓稀不腐，毒未外泄，气血已伤，正虚不能引血化腐为脓，虑有火陷，毒入营分，神昏痉厥之变，重症也，姑拟清营泄热，冀望转机。

鲜首乌　羚羊角　银花　丹皮　制蚕　角刺　连翘　滑石

秦　曲运烦冗，心阳暗亢，气血拂逆，乃发大疽。方书虽有阴阳之别，要不外乎火毒，但有虚实之分耳。《经》云："诸疮痛痒，皆属心火。"今以痒为虚，以痛为实，则又似是而非。大羌防升散，黄芪固气，适足助炎而固火，火毒不能外泄，而反陷入于营中，致有烦躁之患，诊脉太旺，亦非高年所宜。按背疽条例，最怕三陷变局，此症脓稀根硬，烦渴干哕，虑有火陷之险。徐先生用方极是，但甘寒之品，仅泄阳明之火，混处气血之中，犹恐未能遽化。鄙意参入芳香，以宣内窍，未识以为然否？

犀角地黄汤化下牛黄丸。

二诊　背疽旬日，烦躁脓稀，昨遵正翁方法，佐入芳香，清营泄热之中，微逗宣化之意。今脓稍多，而烦略减，其营中伏热，似有外达之机，但根坚不化，未可以为无事也，备方候裁。

鲜生地　丹皮　银花　黑栀　角刺　制蚕　连翘　枳壳
黄芩

杨　痈疽须论体质，膏粱藜藿不同，藜藿者，饮食素淡，内无积饮；而膏粱者，厚味大过，积火恒多。古语云："膏粱无厌发疔疽。"此之谓也。是症更兼情志拂郁，气血为之壅滞，故其来也渐，其腐必迟，实与藜藿但感六淫之邪者迥别，现在顶仍不高，根脚反松，大脓不化，正是邪正相持之候，恐正虚则陷。

上黄芪　当归　川芎　茯苓　陈皮　谷芽
蒸露服。

侯　少年肥盛之体，其皮厚，今年近七旬，内瘦而皮宽，宽则营气蒸腾，不及于卫，即及于卫，亦不能令皮里肌肉坟兴，此肥人老年，外皮常觉其冷也。夫无病之人，冷亦何妨？无如心阳内动，相火随之，疡发背脊，俗名骑梁发背是也。今已三候有余，内火极炽，而结脓外尚未透，此非内症，乃卫阳不能敷布，助其化腐出脓也。此种不由外因，用药极难，搜索枯肠，杜撰一法，欲温其卫阳，而又与化毒清火并行不背①，未识应手否？

生黄芪四两　附子二钱，煎汁拌干　金银花　甲片　制蚕　连翘　角针　黄芩　鲜地

另以三角峰②熏之。

二诊　进杜撰法，皮肤红肿而腐，何其快也，脓之未畅出者，尚须半其剂以继之，此种外疡，须用力穿之，毒始外溃。

附子一钱，煎汁拌　生黄芪二两

三诊　疡已高肿，用刀猛力，破皮脓出盏许，毒已外泄，从此理其脾胃，调其心志，可以无忧。设无几许斡旋，乌能保其不陷？

参须六君汤　谷芽

此系汉翔先生夫人也，看此病家严已七十外，用刀猛力，半时而穿。（鼎汾注）

百 鸟 毒

沈　疡发极大，而根盘平塌，脓水清稀，四围小疖周攒，此百鸟毒也。脉来虚细，时作呃逆，遍体肌肤浮肿，乃正虚不

---

① 背：通"悖"。
② 三角峰：即三角风。

能化毒，毒气散满周身，症已阳变为阴，须用温热之药发之，然亦危矣。

人参　五味　生黄芪　肉桂　麦冬　炙草　丁香　柿蒂　藿香

二诊　色脉合诊，恶疑俱全，势到临崖，明知难挽，与其坐而待亡，不如背城决战。古人有言："尽人事以待天"，求无遗憾焉耳。

制洋参　大熟地　生绵芪　鹿角　官桂　炙草　丁香　柿蒂

外用：炙乳香、艾叶、硫黄，好陈酒煎滚，以鼻臭①其热气能止呃。

另黄芪、防风、桃叶、三角风一两，煎汤一桶熏患处。

三诊　呃逆稍止，便泄仍然，疡脓清稀，烂孔深大，势尚险笃，姑仿孙彦和治王伯禄背疡，舍时从症例，用托里和中法，备商。

制洋参　上黄芪　大熟地　官桂　炙草　煨木香　茯神　归身　川芎　丁香　柿蒂　诃子　面包肉蔻　荷叶蒂　生熟谷芽

煎汤代水。

四诊　恶疑渐减，便是佳兆，但疡腐未能骤脱，脾胃未能苏复，仍宜刻刻留意，庶可望登彼岸，法以和温平补，兼参养阴。

制洋参　黄芪　茯神　麦冬　山药　炒扁豆　新会皮②　白芍

---

① 臭：同"嗅"。
② 新会皮：陈皮产广东新会者称"新会皮"。

五诊 恶疑虽平，善处未见，气血大伤，峻补不复，终为逆候。然舍补更施何法？所虑人参价贵，绵力无多，一暴十寒，无济于事。倘中道而止，则前功尽弃，奈何奈何？

十全大补汤去桂，加枣仁、荷蒂。

六诊 症势日就干瘪，药力不能骤振，有日薄西山，孤城失守之象，鼓衰力竭，奈何奈何？同文澜先生勉拟峻补真元，以图恢复，事之成败，只可听天。

十全大补汤加制附子。

搭 疽

程 搭疽已逾两候，平塌色紫，神呆，势有火陷之变，险重险重。

洋参 生黄芪 升麻 酒炒当归 茯神 白芍 谷芽

高 搭疽过候，脓不透，根盘坚肿，腐不化，火毒势甚，大便坚急，寒热交作，高年犯此重症，虑有陷闭神迷变端。

鲜生地 羚羊角 黑山栀 丹皮 角刺 枳壳 赤芍 连翘 银花 芦尖

薛 搭疽一候，根盘红肿，顶突宽松，脓结不透，寒热交作，拟清泄营中之热。

鲜生地 赤芍 丹皮 川连 连翘 黑栀 枳壳

腰部

肾 俞 痰

陆　肾俞虚痰，由肝肾精血衰微，络脉空虚而发，是外症中虚损也。溃脓已来，调治三月，颇有向愈之象，最为可喜。无如每交节令，必发寒热，脉弱无神，面色萎黄，即外症收功，尚为难恃，而况脓水淋漓，多此空窦，暗损其津耶，拟补益真元，治内即所以治外，如仍罔效，非所敢任。

参条　黄芪　归身　白芍　杜仲　川断　沙苑子　胡桃
菟丝子

周　肾俞虚痰，营亏卫弱，将何气血以为奉生之本。

肉桂　萸肉　归身　白芍　杞子　鹿角胶　黄芪　丹参
菟丝子

霍　素禀不充，后天不足，腰发虚痰，色白漫肿，便溏食少，四肢疥癞，胃腑无洒陈之职，脾家失运化之权，童劳之渐，调养中气，是为先着。

白术　广皮　白芍　苡仁　茯苓　扁豆　木瓜　建莲

李　腰为肾俞，肾俞发痰，肾虚可知，肾为肝母，母病及子，子病则侮其所胜。而脾胃受戕，舌苔白腻，胸痞哕恶等症见焉，用苦辛甘相须立法，化胃之痰，扶脾之弱，从《金匮》见肝之病，当先实脾之意，所谓苦以泄之，辛以散之，甘以缓之是也。

人参　干姜　半夏　茯苓　炙草　川连姜汁炒　橘红　竹茹

二诊　先哲谓肝病宜疏，肺病以通为补，昨遵是议，用苦辛甘药，泄肝和胃，已得小效，仍宗前法，渐次调理。俟中原平复，然后下趋坎脏，壮水之主，庶几水足而木自平。所谓思维北征，宜先入南，谈兵法如是，医法何独不然？

前方加益智仁、白蔻仁。

吴 肝肾阴虚，寒凝气阻，腰发肾俞虚痰，症经半载，脓脚将成，幸无寒热，脉细，口舌干燥，津液两亏，拟营卫并顾。

大补元煎　菟丝子　鹿角胶

另丸方：大补元煎合八仙长寿。

常 肾俞痰漫肿不能转侧，呼吸作痛，宜疏气化痰。

当归　半夏　桂枝　秦艽　赤芍　乌药　延胡　陈皮

林 肾俞虚痰，溃后脓多不敛，津夺神衰，气血两弱，颇难收口，拟扶土托里。

黄芪　白术　川断　白芍　木香　杜仲　乌药　砂仁

腹部

少　腹　痈

巫　湿热阻于肝络，右少腹高突成痈，延绵匝月，脓脚已成，脉数寒热，舌苔灰腻，法当攻营逐络，兼以和解。

豆卷　延胡　制蚕　青皮　归须　甲末　楂炭　泽兰

二诊　痈脓大溃，湿热未清，治以养胃运湿，慎防节食，又当自谨于服药之外。

归身　川斛　白芍　丹皮　茯苓　通草　谷芽

三诊　饮食不节，寒热复作，疡脓不尽，弦数之脉，灰腻之苔，减而复来，仍以和解，清肃中宫，冀其热退谷增为安。

柴胡　豆卷　半夏　赤苓　神曲　丹皮　淡芩　枳实

施　湿火结于下焦，少腹红肿，内脓已成。

归须　赤芍　米仁　丹皮参①　银花　黑栀　草薢　通草

郁　肝胃久有积热，湿邪因之下注，过进膏粱厚味，其毒愈炽，以致少腹结肿成痈，治以苦降泄毒，淡渗理湿。

归尾　丹皮　赤芍　银花　甲片　连翘　赤苓　草薢
山栀

钱　胎前肝络失和，少腹偏右结肿。

旋覆花汤　枳壳　乌药　桑寄生　苏梗

孙　寒凝气阻，肝络失和，少腹板痛成痈，治以和营。

旋覆花　青皮　木香　乌药　橘络　延胡　山楂炭　苏梗

---

①　丹皮参：即丹皮、丹参。

吴　劳力伤中，脾失健运，湿浊不化，气机不达，少腹坚肿成痈，拟以扶土运浊。

陈皮　半夏　苏子　茯苓　白芥子　蔻仁　降香　莱菔子

马　少腹痛，阴寒凝阻，肝络失和，少腹结核，痛引腰股，治以温通下焦。

阳和汤加木香、砂仁。

朱　肝邪走络，腹痛引腰，色白漫肿，防其成痈，脉形细数，精衰神夺，纳少便泄，势属极险，备方商用。

左金合四七加两头尖、砂仁。

下 编

内部

肺　痈

张　湿邪久郁，化火刑金，咳吐脓血，痰浊臭秽，肺痈已成，险重险重。

鲜生地　杏仁　桃仁　瓜蒌仁　陈丝瓜子　桔梗　杜苏子　芦根　前胡　紫菀茸

陈　火逆刑金，咳嗽痰稠秽红，肺痈之象也。

紫菀茸　杏仁　桃仁　冬瓜子　牛蒡子　薏仁　桔梗

顾　温邪蕴郁肺胃，化火刑金，咳逆呕痰臭秽，肺痈重症显然，寒热脉数，治以清化。

杏仁　紫菀　川贝　甘草　花粉　防风　郁金　茅根

张　春间感受风温，咳嗽见血，今及一载，痰觉臭秽，肺痈重症，脉形滑数，苔白口腻，和中运浊化痰为法，应手为佳。

紫菀　半夏　川贝　生苡仁　豆卷　杏仁霜　桔梗　枳实　竹茹

陆　湿蒸热郁，而成肺痈。痈者，壅也。壅则宜通宜泄，而医者以五味敛之，邪无从出，咳吐秽痰，仲景痈成之戒，今已犯之，《金匮》苇茎汤加减，一定之法。

桃仁　橘红　苡仁　银花　石韦　冬瓜子　芦根　枇杷露①

叶　温邪久郁，化火刑金，咳逆痰浊臭秽，肺痈疑象，已见一斑，惟脉细便泄，邪不外达，内溃可虞。

牛蒡子　桔梗　紫菀　石斛　元参　忍冬藤　黄芩　丝瓜子

王　肺痈一年，咳吐脓血，发热脉数，势入损门。

南沙参　杏仁　川贝　丹皮　花粉　米仁　麦冬　蒌仁　橘红　蛤粉

吴　平素嗜酒，湿热熏蒸肺胃，咳逆痰黏带秽，膺胁作痛，肺痈之疑象已着。大便燥结者，是肺液干枯，肺与大肠相表里也。是以上见音哑，且咽喉结痹，所由来也，症势极重，用润养肺阴，兼与开结化火。

桔梗　桑皮　川贝　瓜蒌仁　杏仁　阿胶　丝瓜子

外　肺　痈

顾　去秋，暑邪袭入肺络，流于营分，发为肺痈外症。今虽穿溃，延来一载有余，脂流液枯，色夺神衰，咳促仍然，脉见左部微细，右部滑数，怯症之变象已着，险重险重。

大生地　归身　白芍　元参　黄芪　白及　阿胶　杞子

张　伏暑三候已外，湿郁化火之邪，从汗而出，不能化清，留于肺胃之络，乳旁结肿，渐见红色，势必结脓外泄，此外肺痈也。所幸卫分之邪渐清，胃口尚健，可以收功，但络间之疡，必致旷日持久，慎无欲速，欲速则变生。

---

① 枇杷露：为蔷薇科植物枇杷叶的蒸馏液。

六君子汤　制蚕　蝎尾酒炒

二诊　读书人心营素虚，加以诵书伤气，此肺络本伤，病后所以余邪入络也。今既穿溃，脓色尚正，但咳吐俱关肺气，一动一作，脓必外泄，调理之难，概可见矣，是非用补法，加意自摄不可，惟明理者自揆之，庶几可收功。

拣真条参　上黄芪　冬术　炙草　制首乌　归身

三诊　前方十剂，饮食倍增，滋味之物，以养阴化气，不独药之补气也。疡势渐见脓稀，然不足恃也，此病所忌，外感风寒则生咳，内动肝火则亦咳，咳则疡必鸱张，须平心气，慎风寒，以保内外，百日之内，可以无虞，少君固自识机宜，无须老夫饶舌也。

前方去首乌，加怀山药、白芍、炒熟地。

四诊　补气养营，脓渐见干泄，动作又觉有神，从此可望完复，然百日正引完满之期，当局尤宜加意慎调，慎无轻忽。

黄芪　四君　四物　海参

猪脊髓胶为丸。

此常熟张道台少君也，病后肺痈外溃，成劳者十有八九，此病能愈，服药百剂，半由调养有资，半由本人能自静养。余曾随家严同去两次，见其祖母席太夫人，传胪之故也，八旬外康健倍常，越三年，道台归，得类中病，乐山先生十日愈之，用附桂。（鼎汾注）

肺　痿

张　两脉细数无神，形衰肉削，脘痹腹痛，骨蒸便泄，咳逆痰腥，肺痿重候也，姑以扶土生金，究恐无及。

北沙参　苡仁　紫菀　茯苓　莲肉　茅根　瓜子

吴　咳逆舌绛，脉见弦数无神，肺阴大伤，咳痰秽浊腥臭，不独肺痈重候也。仲景不云乎，肺数虚者，为肺痿，痈犹可也，痿则难治。

紫菀　桑皮　麦冬　桔梗　川贝　蒌仁　杏仁　知母　黄芪　百合　防己　茅根　忍冬藤

勇　久咳神衰，脉细数，舌光红，内热不静，症属肺痿。

石斛　麦冬　川贝　百合　杏仁　苡仁　沙参　蒌仁　竹茹　地骨皮

吕　肺受火刑，则卫气不密，故多汗而咳嗽，若再淹缠，恐成肺痿。

元参　地骨皮　薏苡仁　白薇　蛤壳　杏仁　川贝母　芦根

夏　热伤肺络，嗽有红痰，痰有秽气，久延脉软，恐成肺痿，拟千金法。

冬瓜子　薏苡仁　芦根　杏仁　丹皮　象贝母　丝瓜络　白薇

盛　久嗽舌白，痰有秽味，脉细且数，痞闷少纳，都是伏热伤肺，气失宣化使然，正阴已亏，防成肺痿，拟理肺和中法。

枇杷叶　杏仁　苡仁　茯苓　白前　桑皮　苇茎　橘红　扁豆　丝瓜络

胃 脘 痈

苏　胃脘痈，素有寒疝横逆，肝邪易亢，克脾戕胃，脾失运转，则胃中之湿浊不化，踞于胃络之间，坚肿结核，虑其久延成脓，脉象左弦右细，木乘脾土显然，拟以温通中下二焦。

导气汤加干姜、桂枝、蔻仁、青皮、白芥子。

赵　肝横犯胃，脾不运浊，脘闷呕逆，胸高坚突，推而不移，防成胃脘痈症，勿得轻视，拟以苦辛为治。

川连　吴萸　蔻仁　半夏　郁金　木香　苏梗　茯苓　青皮　生姜

周　湿热痰滞阻塞中宫，胃脘高突而痛，延绵逾月，陡起咳逆，吐脓痰盏许，而胸脘痛减，此痈内溃，殊非轻象，较外溃之痛尤重，宜加谨调摄为安。

姜川朴　半夏　苏子　前胡　川贝　橘红　郁金　杏仁　赤苓

范　胃脘痛硬偏于右，呼吸转侧不舒，已将一月，势将外溃，宜理气化痰。

延胡　赤芍　青皮　半夏　陈皮　茯苓　甲片

查　脘下结肿，按之痛不可近，是痰气交凝，阻塞脉络所致，有痈脓之虑，拟和中化痰，攻逐络中之瘀。

枳壳　半夏　杏仁　桃仁　瓜蒌仁　甲片　延胡　青皮　乌药

赵　劳力伤中，中阳失运，湿浊居于胃脘，时觉肿痛，纳食作胀，宜辛以通之，温以和之。

干姜　吴萸　半夏　瓜蒌皮　枳实　蔻仁　薤白　檀香

金　初病胀痛无形，久则凝坚而硬，三年来右胸脘形高微突，是初为气结在形，久则血伤入络。考仲景于劳伤血痹诸法，其宣通经络，每取虫蚁迅速，飞走诸灵，俾飞者升，走者降，血无凝着，气可宣通，与攻积除坚，徒入脏腑者有间，录方备商。

蜣螂虫　䗪虫　归须　川芎　广木香　香附　青皮　神曲糊丸。

肝 痈

李 肝痈溃久，肋骨伤损，不易完功，拟以内托。

生地　当归　白芍　丹皮　茯苓　炙草　陈皮　山药

陆 痰气交阻，血滞肝络，肝胀成痈，外溃两月，肉腐色紫，胸背骨胀，内热咳嗽，气短脉数，肝肺两伤，营阴大损，势入损门，难以言治。

沙参　石斛　杏仁　麦冬　丹皮　茯苓　姜皮　山药

陈 嗔怒动肝，寒热旬日，左胁板痛，难以转侧，此络脉瘀痹，防其酿痈外溃。

归须　桃仁　郁金　丹皮　川楝子　山栀　青皮

孙 虚体着邪，留恋不化，肺气失清肃之令，胃津泛游溢之权，咳逆痰黏，纳少，季胁肿痛，邪热逗留入络矣。脉来弱而速，弱为阴不足，数为阳有余，瘦人最有液涸之虑。戚先生同议益气生津，气壮则邪自却，津充则热自除，惟日暮寒热，痛处加疼，乃成脓之象，旦晚未易奏功。

人参　炒黄川贝　茯苓　川斛　炙草　麦冬　丹皮　橘红

二诊 病后余邪留络，而为遗毒，昨议津气兼顾，诸恙仍然，右胁肿痛，其势更甚，此将溃必然之势，脓泄自可向安，惟纳谷无多，咯痰不已，后天生气不振，最易成瘵。考古化痰理嗽诸方，难施于胃虚少纳之体，溃后安谷则昌，兹先和养胃气。

人参　石斛　麦冬　橘红　茯苓　炙草　半夏　谷芽
砂仁

三诊 久嗽不得左卧，疡溃以来，日暮犹然潮热，胸痞不舒，胃气未为醒豁，肺阴日渐耗伤，刻下火令盛行，再怕煅炼辛金，而成痿症。《经》云："诸痿喘呕，皆属于肺。"诸气愤郁不开，必致津亏液涸而后已。用喻西昌清燥法，意在生胃津以供肺，亦《内经》"虚而补其母"之义。

清燥救肺汤去石膏。

四诊 服甘凉之剂颇合，可与甘缓柔方。

炙甘草汤去姜桂。

范 右胁肿痛已久，咳嗽痰黏，脉左滑数，右微细，是痰饮阻络，瘀久不散，亦有成脓之虑，从利痰肃肺。

旋覆花　海石　桔梗　白芥子　半夏　杏仁　丝瓜络　蛤壳　枇杷叶

二诊 从前法加减。

紫菀　桑皮　杏仁　川贝　橘红　甘草　茯苓　枇杷叶

三诊 脓水不爽，咳不利，肺之气化未宣，营卫未和，仍从清肃。

杏仁　川贝　橘红　首乌　当归　枇杷叶

肠　痈

雷 瘀凝湿阻，少腹痹而结肿，按之则痛，此为有形之邪，久则愈结，将成肠痈重症，用宣通和解法，先化其寒热。

豆卷　独活　苏叶　丹参　泽兰　苡仁　大腹皮

二诊 宣通和解后，痛势已松，寒热亦减，似有散意，仍从前法，参入通络。

豆卷　香薷　苡仁　旋覆花　新绛　杏仁　丝瓜络

尤 少腹肿如敦阜①，其色鲜红，已经三月，不能行动，而饮食如故，脉色不衰。问云：乃得于产后，此瘀也。痹于皮里膜外，幸无劳伤六淫之感，故积久如斯，否则结成痈脓，而为肠痈极重之症，当以仲景法调之，非久服不效。

抵当丸，每日三十粒，益母草汤送服，一月再看。

程 气血凝滞，少腹硬痛，小溲不爽，寒热日作，势成肠痈。

归尾　桃仁　延胡　楂肉　乌药　丹皮参　青皮　五灵脂

冯 少腹痛楚，按之板硬，脉软数，舌白腻，邪郁气阻，腑气不通，有肠痈之虑，姑先通腑化邪。

桃仁　杏仁　延胡　川楝子　郁金　赤苓　枳实　血珀

秦 肠痈外溃，秽从孔出，内膜已损，恐难完口，宜十全大补法。

黄芪　党参　熟地　归身　白芍　川芎　木香　茯苓　肉桂　炙草

周 努力伤营，寒邪阻络，左腿里股酸痛，屈曲难舒，少腹肿硬，寒热交作，将为缩脚肠痈重症。

苏梗　老桂木　吴萸　小茴香　独活　延胡　归尾　半夏　丝瓜络

沈 肝邪横逆，阻络伤营，少腹坚硬，胸痞哕呕，小溲混浊，用朱南阳以浊攻浊法。

川楝子　延胡　青皮　吴萸　橘红　赤苓　两头尖　韭汁

焦 脉见左大于右，肝家郁火可知，少腹结核未消，兼以

---

① 敦阜：厚而高。《素问·五常政大论》："木曰发生，火曰赫曦，土曰敦阜，金曰坚成，水曰流衍。"王冰注："敦，厚也；阜，高也。"

左腿酸形，此缩脚肠痈之渐也，当以温通肝络。

肉桂　橘核　延胡　归尾　桃仁　蒌仁　小茴香　淡吴萸

李　络阻伤营，少腹结块作痛，左腿伸缩不舒，复加寒热厌食，治以和营通络。

旋覆花　青皮　新绛　楂肉　瓜蒌仁　独活

万　努力伤营，损及血络，少腹疼痛，不能转侧，防有肠痈之累。

延胡　青皮　丹皮　桃仁　郁金　枳壳　木香　归尾　赤芍

高　肠痈一年，内膜已伤，形衰脉弱，难治之症。

十全大补汤　琥珀蜡矾丸

前阴部

下疳

陈 心火夹湿下注，玉茎肿腐成疳，年高症重，未易收功。

大生地　木通　草梢　川连　滑石　赤苓　连翘　黑栀　车前　竹叶　制军

二诊 玉茎陡然外腐，紫黑臭秽，是蜡烛疳险症也。花甲已外之年，而当此重恙，必须纳谷日增，庶可望愈。

龟板　知母　中生地　黄柏　菟丝子　陈皮　草梢　丹皮　赤苓

沈 下疳初起，茎头肿亮如晶，此乘肝家湿火，触染秽浊而生，其势必腐，理当解毒清火。

龙胆泻肝汤加川柏、萆薢。

二诊 肿处渐形腐烂，大便尚结，重其制以清之。

前方加川连、滑石。

另当归龙荟丸。

三诊 便溏屡下，火稍衰，衰而未退，切弗轻忽。

黄连解毒汤　滑石　龙胆草　制大黄

伍 袖口疳形秽干腐，此非寻常之染毒，病属根深蒂固，内通于脏，必须清彻其络间之秽，方可收口。

结毒紫灵丹。

金 传染淫欲之毒，而见大便痒腐，小便肿赤，此暴病也，尚未服遏伏之药，可从以下驱之。

制大黄　元明粉　黑栀　木通　龙胆草　鲜首乌

焦　毒火结聚，兼夹暑邪，流入下焦，小便红肿，溲则掣痛难忍，治以分泄，佐以化毒。

龙胆草　滑石　川连　黑栀　车前　鲜地　制军　西血珀

肾岩翻花

陆　肾岩翻花，古无治法，怡情安养，带疾终天。

大补阴汤　黄芪　归身　茯苓　丹皮　砂仁

方　平素淋漓不止，肾阴之亏可知，小肠之湿充斥下焦，不言而喻。今则小便坚肿，气陷作痛，此属真阴不足，湿浊当权，延久必成肾岩翻花恶疾，宜静心安养。俾肝火平静，湿火自降，用大补阴加味，亦壮水制阳之治。

生地　龟板　知母　黄柏　丹皮　苡仁　辰砂拌麦冬

钱　肾岩翻花已成，在法难治，怡情安养，可以延年。

大补阴汤　黄芪　丹皮　杜仲　苡仁　砂仁

孙　茎属宗筋，宗筋者，肝所主也。肝火不遂，抑郁不畅，肿疡生焉。此非寻常时毒，乃肝经本病，速自开怀，否则有肾岩开花之虑。

逍遥散　黄柏　胆草

周　肾岩已成，由肝象郁结而来，肝有欲绝之形，必须畅舒开怀，庶几无放血之险。

大补阴汤　阿胶　青盐

陆　素有淋浊不止，阴亏湿降无疑，今则茎头坚肿，气陷作痛，久则虑延翻花岩毒，急宜静心安养，适宜为要，姑拟大补阴法，壮水制阳，备方商治。

大补阴汤加丹皮、苡仁、辰砂拌麦冬。

囊 痈

霍　肾囊属足厥阴肝，此经本热标寒，或相火所藏，不得独以寒治。兹因湿郁为热，化火成痈，从清肝化湿，早治原可消散，误用温药，遂至囊肿而红，脓已内作，须溃后火泄方松。

金铃子散　四苓散　滑石　荔枝核

二诊　痈溃脓泄，毒虽外走，湿火余气未清，尚须清泄，勿得即用呆补，以痼余邪。

前方去滑石、泽泻，加谷芽。

三诊　热退脓稀，调其脾胃，湿清而自复，不宜蛮补。

参苓白术散。

奚　陡然寒热大作，骨节烦疼，阴囊肿热大如栲栳①，其色鲜红，此脱囊也。势必腐烂脱去，大势尽泄，然后逐渐生新，此无他。极劳伤肝，过动烁阴，又有外感之湿热，乘虚而入，入于血分者，溃烂而解，气分之汗解，腑病之便解也，理之必延时日，幸元气尚充，可无脱厥之虞。

川楝子　银花　萆薢　苡仁　丹皮　橘核　木瓜　延胡
川黄柏

二诊　囊腐身热，正在盛时，当与清肝逐邪，不得漫用表药，仲景所谓：疮家不可发汗。以病在血分，血分既伤，汗出则痉。

鲜生地　白芍　川楝子　丹皮　银花　萆薢　苡仁

三诊　溃象渐大，身热渐退，不宜呆补，仍以化肝逐湿清火。

---

①　栲栳：即由柳条编成的容器，形状像斗，也叫笆斗。

丹皮　川楝子　黑栀　苡仁　杏仁　川柏

陈　湿热夹疝，囊红睾肿，寒热，防成脓。

草薢　川楝子　木香　青皮　橘核

周　囊痈久溃不敛，是名囊漏，阴虚实湿所致，不能速愈。

大补阴丸　草薢

蒋　湿火下结，囊红湿烂成痈，口渴舌燥，秽腐不脱，津液已伤，外疡险症，防其昏厥。

犀角　鲜生地　丹皮　赤芍　银花　枳壳　苡仁

后阴部

肛 痈

秦 湿火壅结，肛门痈肿，腑气不通，理宜下夺。

鲜生地　元明粉　槐米　丹皮　枳实　制军

王 后阴诸疾，其虚者多因肺家遗热而致。其实者，多因房事忍精而来，忍之于醉饱^①之余，欲火夹湿热，酝酿于精溺二窍之间，郁而不达，肛门之肿疡生焉。芩连槐柏，可以清湿火，而不足以涤瘀败之精；榆地梢黄，可以降实热，而不足以泄无形之郁火，所以此症消散最难。溃后瘀脓亦易成管，不尽之责，气虚下陷一端也。参酌乎精细一层之治，化湿清火之外，再参以搜剔，庶几近之。

制蚕　象牙屑　全蝎　川柏　槐米　川连　山甲

二诊 疡势颇松，而究难保其不溃者，以窍端之瘀浊未易清澈，此种方未便更张，搜剔日久，可免漏管久恙。噫！安得心细如发者，与之共仲景之凭脉辨症乎。

前方。

三诊 疡溃痛止，疮口不敛，缓以图之。

前方合知柏八味丸。

另用多年陈琉璃灯一盏，百年者更佳，和入米粉为丸，每朝暮各四钱，盐花汤送服。

华 久咳不已，肛门肿疡，是肺家湿热移结于大肠也。急

---

① 饱：原作"胞"，据文意改。

急清肃上焦，兼之通泄腑气，倘能免于出脓，庶无后累。

桑白皮　淡芩　滑石　赤苓　桔梗　槐花　沙参　甘草
生军　银花露①

余　咳血未痊，平素之宿疾也。今见肛②门肿疡，分明移热于大肠，便难口渴，津枯液涸可知，脉象虚中更带弦数，用养阴滋水，润肺生津。此症是下虚上盛，摄养为宜，否则有损怯之虑。

人参　鲜首乌　麦冬　石斛　沙参　知母　丹皮　杏仁

姚　肺与大肠，同属一脏一腑，一阴一阳，相为表里者也。相为表里，彼此可以供输，此病先见咳嗽吐血，肺家郁火显然刑金，肛门起疡，脓水极多，脉形数大，咳则上下见血，不为供输之表里，而为仇害之表里。上行极而下，下行极而上，损症重候，一身兼之，欲保守残躯，须山林静养，庶几带疾延年，否则一交春令，阳气鼓动，多将嚄嚄③，不可救药。

二地　二冬　洋参　炙草　川贝　金斛

二诊　咳血虽止，脉仍弦大，不可恃也。

前方送八仙长寿丸。

另丸方：大熟地　石斛　茯苓　旱莲　女贞子　怀药　莲肉　丹皮　黄柏　知母　萸肉　泽泻　莲粉

为丸晚服。

另丸方：血竭　儿茶　生人脱④　猪脚脱⑤　刺猬皮　象皮

---

① 银花露：为忍冬科植物忍冬花蕾（金银花）的蒸馏液。
② 肛：原作"肚"，据文义改。
③ 嚄嚄（hè hè 赫赫）：严酷貌。下同。
④ 生人脱：即未炙过的人指甲。
⑤ 猪脚脱：即猪脚壳。

蜂房　槐米　炀蜜　黄占①

溶化如桐子大，清晨服三钱，银花汤送。

方　肺与大肠相为表里，失血有年，肺阴亏而大肠脂竭，肛门肿胀，所自来也。每更衣②其痛愈甚，乃阴亏气陷之象，而又饮食衰少，穿溃后将何气血生新收口哉。理宜金水六君煎培土，协和肺肾，但脉细数，而便坚口渴，陈半终为燥品，谅难遽进，计惟炙甘草法，润燥生津，最为切当，虽谓因病设方，而实则治其本也，拟方政用。

炙甘草汤去桂姜。

吉　望六之年，精血已衰，虚阳下陷，清气不升，肛门不时肿痛，穿溃后势必成漏，宗东垣补中益气法。

补中益气汤加大生地、荷叶蒂。

肛　漏

贾　阴亏湿降，气陷肛肿，成脓为疡，溃久不敛，漏管已成，理宜养阴里托。

大补阴汤　麦冬　洋参　丹皮　槐花

蒋　疡经半载，溃肿不敛，已成漏管，脉细形弱，厌谷纳少，久则易成损怯，用扶正里托。

四君子汤　黄芪　陈皮　归身　白芍　砂仁

魏　漏管已成，断难速效，丸法缓图。

八仙长寿丸加洋参。

杨　肛疡成管，咳呛气促，脉虚数，劳损已成，理之棘手。

---

① 黄占：即黄蜡，为蜜蜂科昆虫中华蜜蜂等分泌的蜡质，经精制而成。

② 更衣：是大、小便的婉辞。

砂仁炒原地　盐水炒洋参　秋石①炒天冬　女贞子　菟丝子　百合　糯稻根须

另膏方：前方加麦冬、燕窝、石斛、枇杷露、海参、阿胶，砂仁汤送一调羹。

陈　虚体气不上承，以致虚阳下陷，肛坠久成翻花，上为咳逆，损症何疑？用六味法。

六味汤加洋参、炙甘草、陈皮、归身。

周　湿热积于大肠，肛旁结肿，时溃时敛，魄门作痒，必有寸白虫疾。

胡连　尖槟　大贝　槐米　扁豆②　青皮　枳壳　雄精③　淡芩　秦艽　楂炭　苡仁　赤苓　甘草　粳米

共为细末，每朝砂糖调服。

卢　吐血四载，去年肛门结漏，久咳不已，虚气下陷，肛左又成粪鼠，溃脓臭秽，脉细，形瘦而疲，劳损根萌极重，急宜保养自爱，最为切务，否则多将嗝嗝。

洋参　杏仁　归身　白芍　川贝　茯苓　川石斛

贡　肛门痈疡由冲任经清阳不升，经脉横解，肠癖气陷，湿热随气注下，肛门为肿为脓，溃久不敛，已成漏管，脓头六孔，精液脂流，脉形细数，微寒潮热，气血大伤，拟以补中益气，宗东垣"陷者举之"之意。

参条　大熟地　归身　杜仲　杞子　升麻　陈皮　蒸百於

---

①　秋石：为人中白和食盐的加工品。古代亦有用人尿、秋露水和石膏等加工制成。

②　扁豆："扁豆"二字原倒，据药名乙正。

③　雄精：即雄黄，特指颜色鲜明、半透明、有光泽者。亦称"明雄""腰黄"。

术　柴胡　荷叶蒂　蛎粉　炙草　砂仁　嫩腰黄

另丸方：大补阴合六味法。

王　粪鼠，疡溃匝月，气血大伤，身自汗，急宜填补。

归身　白术　茯苓　丹皮　玉竹　黄芪　人参　广皮苡仁

又丸方：熟地　归身　白芍　黄芪　於术　洋参　茯苓

丹皮　橘核　苡仁　玉竹　杞子　杜仲　广皮

为末蜜丸。

痔　疮

吴　《内经》云："筋脉横解，肠澼为痔。"显系痔之因，由于肠之澼；肠之澼，由于脉之横。夫脉何以横？其因有二，因负重劳乏，湿火下结而成者为外因；由醉饱入房，忍固精气，败浊内传者为内因。他如络虚酒食，厚味之毒，俱可窜入肠间而成此疡，是症初起，便坚火结，痛势极重，先与润燥泻火。

鲜地　黄芩　知母　地榆　杏仁　瓜蒌霜

另脏连丸。

二诊　前方后，大便未和，痛势未衰，重其制以清火。

前方加元明粉、枳壳，去黄芩。

徐　高年虚湿下流，肠澼为痔，拟盐降法，久服静以待之。

炙甘草一斤，银花四两，共为末，清盐水泛丸，每日三次，服一钱。

陈　痔疮宿疾又发，因虚湿热，又增面黄体倦，脉见软数，非补不能养阴，非清不能化热。

知柏八味汤　龟板

缪　先血后便，曰近血，其出如漏。痛者，痔血也。究所由来，湿火积于大肠使然。

刺猬皮　饴糖　川柏　苦参　青盐　丹皮

潘　气陷痔肿，便溏便血，脉象弦数，拟以苦燥坚阴。

川连　黄柏　防风根　焦白术　桔梗　秦艽　白芍　白头翁　荷叶根

臀　痈

曹　臀痈溃脓不泄，根坚不化，舌白腻，由高年气虚之象，中焦湿浊不运，拟用扶正和中。

归芍六君子汤。

二诊　臀痈湿热已去，胃纳亦复，瘀痈虽脱，根坚未化，治以扶正和营。

人参　麦冬　茯苓　归身　半夏　白芍　广皮　苡仁

三诊　臀痈余火未退，营卫两虚，大便坚结。

鲜生地　鲜首乌　杏仁　槐米　黄芩　柏子仁　火麻仁　枳壳　松子仁

悬　痈

周　海底悬痈三日即溃，是气虚精不摄敛之体，最易酿成损怯，勿以小恙忽之。

八仙长寿丸加谷芽、丹皮、甘草。

郑　肾虚络空，湿热下乘，肾囊之后，谷道之前，致发悬痈，焮红肿痛，防其穿溃成漏。

归尾　黄柏　川芎　甘草　萆薢　知母　赤苓　车前　苡仁　连翘

股腿胫足部

腿　痛

叶　湿热阻络，腿胯结核掣痛，旬日不大便，势有腿痈之虑，先从通腑立方。

川朴　归须　生军　元明粉　枳实　延胡　制蚕　泽兰
秦艽　独活　草薢　通草

二诊　和营通腑，痛势稍缓，而肿形反大，屈伸乃阻，食少，恐成脓后淹滞时日。

当归　延胡　丹参　全虫　炙山甲　制蚕　草薢

三诊　脓已成。

前方去制蚕，加广木香。

缪　腿痛溃久，精气伤薄，舌苔白腻，湿尚未清，补剂宜缓。

二陈汤　谷芽　苡仁　草薢　木瓜

杜　伤筋伤络，瘀聚于腿，凝结成痈，延来日久，脓脚已成，治以溃坚攻托。

归尾　牛膝　泽兰　丹参　角刺　陈皮　苡仁

陈　腿痛溃久不敛，津精虽已耗伤，舌苔仍然腻白，胃气不醒，湿热未清，难投补益。

半夏　草薢　广皮　丹参　木瓜　苡仁　赤苓　谷芽
桑枝

附 骨 疽

陈 脉形迟细，阴寒阻络显然，腿股酸楚，色白肿蔓，此疽中最险之症。《全生集》谓：色白散蔓者，气血两虚也。酸楚不痛者，毒凝结也。非麻黄不能开其腠理，非姜桂不能解其凝结。腠理开，凝结解，则气血行而毒消。此阴疽治法，亦即虚寒症之治法也，用遵前人成法为妥。

阳和汤加牛膝、归尾、苡仁、桑枝。

二诊 前方八剂，汗多而症大减，左脉迟象大减，细则仍然，面色亦和，仍宗前法，参入和方，愈期甚遥，慎忽躁急。

前方去肉桂，加桂枝炒白芍。

三诊 续进八剂，症已消散，善后之计，宜加意调摄为嘱。

桂枝炒白芍 归身 丹参 陈皮 橘络

吕 先后天俱不足，三阴亏损，督脉空虚，筋衰骨痿，腿股蔓肿色白，此附骨疽也。溃久不敛，脂流液枯，面色㿠白，津精两惫，损怯已深，拟营卫两顾，竭力挽回，应手为吉。

人参 熟地 黄芪 归身 白术 鹿角霜 茯神 女贞子

二诊 前方去芪鹿，加杞子、杜仲、白芍、苡仁。

张 禀质素亏，后天又乏生长之机，三阴亏损，筋衰骨痿，腿膝酸楚作痛，久延必成附骨阴疽，理宜温补肝肾两络。

熟地 归身 牛膝 杞子 黄芪 白术 菟丝子 鹿角胶

许 先后天俱不足，三阴亏损，骨痿筋衰，致成附骨虚痰瘤疾，童损之根萌。

大补元煎。

王 营亏络空，阴寒袭阻，腿股酸楚，色白肿漫，已成附骨阴疽，非用温通不能奏效。

阳和汤。

二诊 附骨疽温经通络，已经取效，根松顶平，大有消散之意，仍用前法，不变其制。

阳和汤加肉苁蓉、牛膝、丹参、泽泻、归身。

鹤 膝 风

吴 寒湿久积，化火生热，腿细膝大，形如覆碗，延今两载，鹤膝风痹重疴，此沉疴痼疾，求效无期，幸胃气尚好，拟寒热相兼并用，以化厥络之痹，多服缓图。

大生地　龟板　川柏　归身　锁阳　牛膝　白芍　桂枝　桑枝　虎胫骨

张 面色㿠白，脉形虚数，日暮发热，三证已备，而生鹤膝风痹，显是三阴亏损，络空邪袭，最难调治，童损不言而喻，议填补阴络，佐以彻邪。

酒煮大熟地　归身　狗脊　川断　杞子　紫衣胡桃　补骨脂

二诊 填补阴络，热减谷增，似属佳兆，然内损极甚，未敢许可。

前方加巴戟肉。

蒋 膝痛年余，按之柔软，由湿邪乘络空虚，袭入经隧，症名鹤膝。虚体实邪，已属难治，又兼怀娠六月，脾胃养胎，姑议和补，窃恐产后阴伤加剧。

冬术　苏梗　木瓜　炙草　盐水炒砂仁

潘 产后旬日，瘀血下走入络，左膝蔓肿酸痛，而为鹤膝，延来半月有余，寒热脉数，肿痛日增，势难骤效。

豆卷　归尾　泽兰　延胡　晚蚕砂　苡仁　独活　桑枝

王 曾发腰注未愈，继而鹤膝成风，良由高年气血两亏，湿热流踞节骱所致，用丹溪法。

虎潜丸。

陈 湿火鹤膝，湿邪入骱为痛，疏络宣通。

萆薢　苡仁　木瓜　川柏　归身　白芍　焦术

二诊 络通湿降，酸痛自止，仍用前法。

前方加蚕砂、五加皮。

吴 左部脉细，右滑数，稚年三阴不足，湿热下注，两膝蔓肿，当成鹤膝痿躄①，先从后天培补为是。

归芍六君汤　木瓜　谷芽

送虎潜丸。

袁 先后天俱不足，三阴亏损，督脉经虚，节强反折，腰痛足软，而为左右鹤膝，脾虚便溏，骨蒸内热，童劳之象已着，最难取效，只可缓图。

制洋参　炙黄芪　茯苓　归身　白芍　女贞子　菟丝子

膝 盖 痈

吴 寒湿久蓄不化，络脉壅塞，致右膝盖结肿生痛，宜化湿通络，以望融化。

当归　牛膝　赤芍　丹皮　苡仁　秦艽　甲片　独活
桑枝

疵 疽

张 疵疽左膝蔓肿而热，疡科重症，姑拟利湿化瘀，冀其

---

① 躄（bì 必）：跛脚。

不溃乃吉。

　　萆薢　丹皮　赤芍　连翘　当归　牛膝　防己　苡仁　桃
仁　桑枝

委 中 毒

　　吴　络伤则痛，瘀凝则肿，委中结毒，通络行瘀，是当
攻逐。

　　溃坚汤。

脱 疽

　　王　高年阴气大伤，湿热下注，右脚小指色黑腐烂，痛彻
骨髓，不能任地，欲成脱骨疽重症，用养阴法，冀其转机。

　　知柏八味汤　萆薢　苡仁

　　二诊　接服前方八剂，足可着地，黑腐顿消，最为幸事，
仍照前法缓以图之。

　　八味丸合八珍汤。

　　蒋　壮年经纪太劳，阴分骤衰，湿热因而作患，足大指黑
腐，痛则引心，幸饮食形色如常，究恐滋蔓，终有大咎，慎之
慎之，多服汤剂为嘱。

　　六味汤加黄柏、苡仁、萆薢、龟板。

　　邓　营阴不足，络失所养，湿火下流，右足指紫黑腐而为
脱骨重症，调养得宜，尚可延绵岁月。

　　大补阴汤　白术　木瓜　归身　苡仁　桑枝　赤苓

　　张　脱疽一症，古人谓五败之所，五败云何？内由五脏，
外则筋骨血肉皮是也。偏中十年之体，亏损可知，所赖者饮食
如常，药饵纳补。兹乃痛楚日增，势必伤胃纳减，为可虑耳。

八珍汤。

二诊 诸疮痛痒，皆属心火，心为主血之脏，营阴素耗者，不能灌溉络脉，痛之所由来也。左脉似嫌太旺，痛来夜卧不安，须用归脾加减，幸勿性躁，性躁则阴火生。

黑归脾汤加黄柏、川连炒枣仁。

三诊 疽疡黑腐，五指皆脱，足跗新肉亦见，渐有敛意，当此气血重伤之后，自须营卫兼顾，俾得阴阳交泰，但草木之功，仅能以偏补偏，欲求恒久安和，须赖息心静养，所谓静能息火，静则阴生也，慎之。

大补阴汤　黄芪　党参

王 营枯血燥，指足麻木腐烂，脱疽重症，姑以养营和血。

大生地黄　茯苓　萆薢　归身　牛膝　丹皮　泽泻　桑枝　茅术炭

穿 拐 痰

陆 先后天俱不足，三阴亏损，络道空虚，气血不荣四末，而发穿拐痰疡，溃久不敛，脂流液枯，不时寒热，久延防成损怯，议培补后天为治。

归芍六君加黄芪、莲肉。

发无定处

流　注

徐　三时耕作过劳，经络必伤，暑邪与寒气相搏，营卫失调，遍身牵掣引痛，是为暑风流注，须与攻营逐络。

秦艽　独活　延胡　泽兰　丹参　苡仁　山甲　制蚕

过　暑风内着，起则神迷，壮热无汗，邪流营络，阻于气分，结于肌肉，遍发流注，为肿为脓。《内经》云："营气不从，逆于肉里，乃生痈肿。"此等症是也，今已穿溃，神夺形衰，气血俱惫，幸胃气苏复，必须饮食加增，方为佳兆。

参苓白术散　谷芽　六一散

凌　暑邪内伏，阻于经隧，苔腻哕恶，遍发对节流注，胎前最易生变。

黄连香薷饮　竹茹

夏　婴孩体弱，感受暑邪，而发流注，脓脚已成，小船重载可虞。

香薷　防风　豆卷　甲片　羌活　泽兰　丹参　滑石

管　暑热为寒凉遏伏，内不得入于脏腑，外不得越于皮肤，客于经隧，阻于肌肉，遍发流注，漫肿，寒热交作，先与透解彻邪，使阳分之汗，敷布于周身，庶几雨过而郁蒸自解。

香茹　秦艽　苏梗　豆卷　枳壳　滑石　藿香　薄荷

二诊　前方得汗势减，痛处散者甚多，惟肩背坚肿，有成脓之象，清暑法外，佐以攻逐。

香薷　秦艽　六一散　泽兰　当归　甲末①　全虫

王　脉细而迟，阴寒凝阻，遍发流注，色白蔓肿，此非伏暑，当与温通。

阳和汤加制蚕、当归、独活。

胡　战汗病解，贪凉着冷，冷气入骨，臀股酸痛蔓肿，难以转动，而发附骨流注，正虚邪恋，消之非易。

豆卷　桂枝　牛膝　泽兰　桑寄生　海风藤②　独活　丝瓜络

周　流注虽痊，气血不复，营亏络空，复发两处，治以补托，冀其气血充盈，方能消散，否则有成脓之象。

大熟地　黄芪　白术　茯苓　归身　东白芍　川断　炙草　砂仁

祝　流注脓结不透，当以溃坚攻托。

防风　当归　半夏　秦艽　独活　泽泻　桑枝

蔡　流注色白漫肿，气血为寒阻滞，延来日久，虑成脓也。

桂枝　鹿角胶　半夏　防风　全蝎　山甲　当归　广皮

李　暑热为寒凉遏伏，营络失和，遍发流注，色白肿漫，寒热交作，治以温散。

桂枝　独活　丹参　泽泻　半夏　秦艽　苡仁　枳壳　六一散

王　阴亏络空，虚寒凝阻，腰发流注，色白漫肿，延久溃脓，防成童损，拟以温通。

阳和汤加杜仲、菟丝子、归身。

① 甲末：即穿山甲粉。
② 藤：原作"屯"，据药名改。

王 风寒阻络，遍发流注，先以温通经络。

桂枝　秦艽　防风　半夏　当归　泽泻　羌活　枳壳　桑枝

流　痰

赵 督脉为病，男子脊强反折，此病流痰，溃久不敛，背脊高突，岂非三阴损亏，督脉空虚之故乎？劳损之款，已及重候。

鹿角霜　归身　沙苑子　杜仲　茯苓　白芍　青盐

李 先天不足之体，血气之亏可知，湿热从此不化，逗留肢节，遍发流痰，蔓延不已，此为童瘵。苟能调养得宜，或可望半载一年而愈，终非易治之症。

党参　黄芪　炙甘草　苡仁　赤苓　扁豆　山药　砂仁

季 气郁络伤，胸左高突而痛，呼吸有形，咳嗽更痛，流痰重症，怡情安养，当在服药之先。

三味全夏汤　青木香　制香附　半夏　苏子　杏仁

陆 年已九二，天癸稍通，骨蒸久热，流痰逢骺而发，穿溃不敛，由后天不能培补，不仅先天亏损也，久则有损怯之虞。

八珍汤　黄芪　桑枝

沈 产后营亏络空，阴寒凝阻，股发流痰，溃而不敛，加以平日茹素液亏，将何气血生新收口，损症也。

熟地　黄芪　归身　白芍　冬术　云苓　桑枝

孙 流痰结毒，最难收口，究所由来，由肾中生气不足。生气不足，则不能敷布于五脏，洒陈六腑，营血不营，卫气不卫，此寒热所以日作也。作则壮火反以消耗其津，加以脓水不干，脂流液枯，幸胃尚强，尚是生机，然非多服补剂，百倍其功，何能望其气血充盈，收功日期？

熟地　洋参　绵芪　白术　杞子　萸肉　茯苓　白芍

邵　阴阳并虚之体，营血不充，股发流毒不敛，筋衰骨痿，身体缩小，鸡胸龟背之象已见，宗《经》旨：培补后天。饮食加增，再商图本。

参苓白术散　制首乌　白芍

另　参条

周　痢后虚体感邪，逗留于络，营卫失和，结为流痰，两脉形细少神，幸饮食不减，仍恐正不胜邪而变。

当归　丹参　泽兰　甲末　苏梗　川断

孙　气血两弱，骨蒸经阻，遍发注痰肿蔓，虑其延久成脓，拟以营卫并顾。

熟地　归身　白芍　黄芪　首乌　冬术　茯苓　杞子

苏　平日茹素，阴分本亏，气血并弱，不能充满，肢发流痰，溃脓不敛，骨蒸不已，防成损怯。

八珍汤。

吕　先后天俱不足，营亏血不充络，腿发流痰，溃久不敛，少腹结核坚肿，久延防成损怯，姑拟温通下焦肝肾两络。

旋覆花汤加肉桂、鹿角胶、归须、丹参、橘核、泽泻、砂仁、白薇。

邵　先天禀薄，后天生气不足，三阴亏损，营虚血不充络，股发流痰，溃久不敛，精枯脂流，督脉空虚，筋衰骨痿，身体缩小，渐有鸡胸龟背之状，童损何疑？姑拟《经》旨：先天不足，以后天培补之。幸能脾胃醒复，饮食加增，再商丸剂，调治其本。

人参　茯苓　於术　炙草　陈皮　木瓜　白芍　首乌　建

莲　砂仁

梅　毒

盛　毒疡两月，而见咽痛头疮，得无已服过升药乎？断难即愈，且与清化肺胃之络。

忍冬藤　石膏　桔梗　甘草　芦根　山栀　土茯苓

周　齿浮痰涎下流不止，此升药毒也，急与解法，先治目前。

绿豆　赤小豆　黑豆

煎汤不时饮。

曹　梅毒一症，说部书中拟之"如油入面"四字，最为形容确当，其难医亦可相见。而病者欲速，医者急欲速瘥，遏伏之药大行，从此毒结难愈。此病结于小拐，已及五六年，不能行走，图之颇难。

十三宝丹，每日服，煎土茯苓送服，五十日再商。

焦　神疲肉瘦，寒热无时，有时咽痛，饮食不甘，分明劳瘵之症已见。而大便不溏者，脾未伤也。不咳嗽者，肺不伤也。此谓结毒，非真劳也。夫毒为遏伏之药，而入于肺胃，郁而不达，亦易寒热，调理不善，或以为外感，杂药乱投，胃口由此不振，久之亦可成瘵，是名毒瘵。今乘其尚未成瘵之际，尚可洗濯搜剔，非大倍其功，不能向愈，且须服淡一季，日服淡药乃可。

秦艽　银花　防风　当归　川贝母　螵蛸　首乌藤　络石藤　土茯苓　滑石

服五十剂再商。

二诊　前方搜剔淡渗，五十剂神气大佳，寒热亦除，勿谓病已愈也。病根未拔，终必复生，万勿厌倦，而留支节。

前方银花易忍冬藤、生茯苓，再服五十剂。

席 不能步履者三载有余，膝之上下疡发累累，似脓非脓，似干不干，有时寒热，动作如故，此结毒于节骱，必有轻粉水银之毒，重以镇之，此属不内外因，必须搜剔，日久见功，如无耐心不能服药，百日于外，断无向愈之期。

（方佚）

魏 染毒而见腿胯结肿，是名鱼口便毒，必有败浊瘀津，从精道溢于胯间，欲泄未泄，所以蔓肿无脓，亦无愈期，病宜搜去败精，再论向愈之期。

酒洗全虫　炒甲片　银花

为丸，每日服。

朱 曾经染毒一症，半载而发历痰，是毒窜络间，为不内外因。

防风通圣散。

每日用元米炒斑蝥一枚入鸡蛋内熟煮，去斑蝥但食蛋，及消乃止，曾效数人。

疔　毒

吉 阳明热胜，面颧肿痛，易成疔毒。

夏枯草　丹皮　石斛　连翘　银花　黑栀　甘草

范 疔已走黄，根坚不化，脓腐不透，火毒势甚，脉细软数，正气已虚，内陷昏厥，变端在迩。

犀角地黄汤　羚羊角　银花　地丁　鲜斛　僵蚕

陈 风温上郁，人中发肿，势延及左颧，脉郁数，畏风恶寒，表气郁也。宣化清凉，先解上郁。

豆卷　桑叶　钩勾　连翘　杏仁　象贝　牛蒡　竹叶

陈　蛇头疔毒，胬肉突出，正在极痛之时，须脓泄向安。

防风　大贝　赤芍　地丁　连翘　草节　银花　桑枝

孙　高梁之变，足生大疔，惟手亦然，盖四末为阴阳之所，无端肿痛，胜于常人，因伤因湿而生者，奚啻倍蓰①，是必久食炙煿之物，化毒而发，故脉大而心神不安，须大剂驱毒，并兼安其神明君主之官，否则最易内陷。

忍冬藤　地草丁　生甘草

煎汁送珠黄散。

二诊　大势略定，愈期正遥，须脓泄腐化新生，正非易易也。

前方加陈皮，每日服三四盏，间服珠黄散。

黄　温邪留络，肺阴失降，所以鱼际发疔，已经脓泄，再从清络化热。

牛蒡　土贝　花粉　银花　连翘　丹皮

木　手三阴之脉，为温邪所乘，致左指发为疔毒，已经脓泄，再宜清泄化毒。

大贝　地丁草　丹皮　菊花　连翘　甘草　银花　花粉

马　蛇头疔半月，紫色已过两节，焮肿及臂，势已走黄，有损指之累。

川连　赤芍　连翘　地丁　草节　细生地　防风　花粉

二诊　焮肿已退，毒尚未化，仍宜清解。

前方去川连，加银花、枳壳、陈皮。

---

①　奚啻（chì 赤）倍蓰：意为何止数倍。奚啻：何止；岂但。倍蓰：数倍。倍是一倍；蓰是五倍。

周　颧疔走黄，面肿及额，脉细，邪不外达，渐有火毒内陷，神昏痉厥之险，急与清化。

鲜生地　地丁草　连翘　川连　丹皮　黑栀　芦根

二诊　上热下寒，走黄疔毒，极险之候。

前方去川连，加羚羊角、人中黄。

另化服牛黄清心丸一钱，石菖蒲汤送。

孙　疔已走黄，根坚不透，火毒势甚，虑其内陷神迷，险重症也，备方商用。

鲜生地　银花　丹皮　连翘　川连　地丁草　角刺　草节　芦根

痘　毒

朱　痘毒已溃，此由误治，急急顾其气血根本，庶几带疾延年。

十全大补汤用人参。

秦　痘毒生于臂之节骱处，蔓肿无头，皮色不红，此气虚毒之余气入骱，须与补气内托则消，若一味寒凉解毒，则生气不长，反有穿溃虚变之虑。

生黄芪　党参　半夏　陈皮　威灵仙　忍冬藤　归身

二诊　前方后肿消热退，大有转机。

前方加丝瓜络。

华　色白蔓肿之疡，多由气血不足而来，而况幼稚病后所发乎？故痘毒一症，发于节骱，虽有未了之余邪，面白神寒，色白而肿漫无头，面毗陵①庄氏，直断以气血两亏，而用峻补，

---

①　毗（pí 皮）陵：毗同"毗"。毗陵：地名，今江苏常州。

极有见地，当从其法，而略参入化毒之品。

黄芪　党参　白术　肉桂　当归　山药　熟地　炙草　忍冬藤陈酒炒

邹　痘后右腿发疽，皮色不变，此虚症也。医家不察，漫用寒凉，致呕吐泄泻，胃寒可知，速与温脾扶正，犹恐不及。

炮姜　白术　党参　炙草　肉桂　当归

周　虚火无依，浮游不止，由胃中寒气驱之外走也。此症痘后半年，头顶发疮，溃腐不已，血水清淡而多，此由痘后凉药进多，胃中虚寒，火无所归，所谓虚阳贯顶，拟大加温补，参入散火，以冀火归其宅乃可。

景岳大补元煎　防风

诸痛

历 节 风

郑　农家纴织最勤，勤则手足之骱，无不宿伤，乡户家室卑隘，则地土之上，必有湿热，湿热乘伤而入，四肢逢骱酸楚，所由来也。加以连日寒热，湿邪化火而伤营，症名历节风痹。脉濡苔黄，胸闷不饥，服姜连佐以通络，庶几获效。

姜汁炒川连　半夏　枳壳　陈皮　郁金　桑寄生　丝瓜络　桑枝

二诊　前方两剂，苔化脘松，四肢亦觉稍和，是湿热能化也，从此治其四肢为主。

威灵仙　片姜黄　桂枝　独活　木瓜　防风　秦艽　桑枝

三诊　投舒筋活络之品，病势不减不增，日来阴雨数日，湿热之邪尤为当权，故近日肢体尤颓。夫络病难清，湿邪尤着而难化，本非旦夕所能奏效，而此症又非姜连不可，用进退黄连法，以观后效何如。

姜汁炒川连　桂枝　干姜　半夏　竹茹　陈皮　桑枝

邹　伏邪阻骱入络，遍体肢节酸疼，而为历节风痹。延绵匝月，寒热不已，脉象滑数，舌苔白腻，和解宣络运湿。

姜汁炒竹茹　豆卷　赤苓　秦艽　桑寄生　羌独活　防己　半夏　桂枝

二诊　脉症如昨，仍从宣络和解。

前方去羌活、桂枝，加萆薢、丝瓜络、桑枝。

三诊　历节之痛势渐减，舌苔亦化，惟寒热未已，头痛汗少，仍宜彻邪宣络。

防风　青蒿梗　桑寄生　秦艽　豆卷　苡仁　赤苓　茅术炭　柴胡　通草　桑枝

章　营亏络空，风寒袭入，节骱酸楚，症经四载，图治不易。

制首乌　当归　独活　白芍　丝瓜络　桑寄生　茯苓陈皮

周　老年营枯，历节延来百日，得热稍和，是宜温通。

阳和汤　蚕砂

王　风寒湿三阳气，逗留遍体，节骱酸楚掣痛，而为历节风痹。

防风　羌活　桂枝　威灵仙　泽兰　苡仁　桑枝

孙　阴虚湿阻入骱，膝骱酸楚，症及半载，养阴化湿为妥。

虎潜丸去锁阳、虎骨，加萆薢、苡仁。

李　疟发不透，湿浊不楚，内壅中州，傍溢四肢，脘痹哕恶，骨骱酸痛，病名历节风痹。治宜苦辛，佐通经络。

姜汁炒川连　半夏　独活　郁金　灵仙　桑枝　片姜黄

林　产后营虚络空，阴寒阻着，腿足酸楚，肢节麻痛，防成历节风痹。

大熟地　鹿角胶　桂枝　秦艽　归身　薏苡仁　怀牛膝茯苓　木瓜

陈　劳碌伤营，湿热未化，走注经络，肢痛节肿，而为历节。

防风　当归　丹皮　威灵仙　片姜黄　白术　丹参　半夏刺蒺藜

袁　历节风营枯血不养络，肢节肿痛为痹。

四物加制首乌、威灵仙、鹿角胶、桂枝。

黄 历节风湿热内阻，气痹不化，走络伤营，肢节疼痛，舌苔腻滑，脘痞哕逆，拟以苦辛开泄。

川连　半夏　泽泻　郁金　秦艽　赤苓　蔻仁　枳实　滑石　竹茹　桑枝

肩 胛 痛

陆 营血不足，痰涎有余，筋脉不柔，风邪外袭，肩髃痛掣耳后，时复畏寒，此卫分阳虚，肤腠失其温养故也，议用甘温养血，更参辛以通之。

归身　桂枝　白术　黄芩　刺夕　钩勾　防风　灵仙

起 五旬外阳明脉衰，肩胛筋缓，不举而痛，当补脉络。

黄芪　防风　威灵仙　当归　白术　茯苓　桑枝　片姜黄

沈 阳明脉络空虚，内风暗动，肩胛及指酸麻，议用：

玉屏风散加当归、天麻、桑叶。

痢 风

周 最虚之处，便是容邪之处。古人言，从《内经》"邪之所凑，其气必虚"而来。以夏间暑热，从凄怆之水寒，感于半里者为疟；从水果腥膻，感于肠胃者为痢。虽外邪所感，良由表里肠胃有隙可乘，非无因也。兹病痢见①一日即止，止则两膝作痛，形肿蔓无头面，身热形寒畏风，脉见浮细而数，此无他。络中素虚，暑湿之邪，即从空窍而入，食积本微，外风可入肠胃者，可安见不可入膝间络脉也。症名痢风，即以提痢

---

① 见：同"现"。

之法，提之乃妥。

败毒散　晚蚕砂　牛膝　桑枝

二诊　以治痢之法治外症，一剂知，二剂已，岂不快①哉？从可知遗其貌而取其神，古方在，谓古人至今不死可也，彼世之黏滞胶固者，乌足以语此。

前方再三剂。

谈　痢后湿热走络，自膝以下，逢骱酸痛，此名痢风。
党参败毒散。

黄　痢风脉小神弱，当一面提邪，一面补虚。

人参败毒散　当归　木瓜

---

① 快：原作"怏"，据文意改。

杂部

姚　诸疮痛痒，皆属心火。是病疮恙溃后，下午发热，心中烦乱，神志不安，咳嗽痰浓，右颧微红，咽中微痛，想是相火寄于肝胆，木先敷荣，火必上炎，肺金受戕所致，治肺固宜。然十二经中，心为君主，心不安，则神不安，神不安，则气无所归。丹溪云："气有余，便是火。"韵伯云："心为火脏，神藏乎心。"火盛则神困，欲补其中，先补其心，欲补其心，先制其火，用天王补心丹，变丸为饮，稍为增损，以治心火，即是治疮之法。

人参　生地　丹参　枣仁　五味　元参　天冬　茯神
远志

陶　外疡久延，脓水淋漓，气血已伤于前，梦遗汗泄，津液重伤于后。金主气，金虚不能生水，水主血，水亏无以滋金。《经》云："肺为天，肾为地，天地不交，于易为痞。"理宜气血并补，则水火既济，天地交泰。今以养营之成方，大剂轻投，俾久虚之胃，易于饮受，去肉桂之辛热，恐虚阳易动，精不能藏耳。

人参养营汤去肉桂，加红枣、北味。

柳　疡发极大，脓去过多，精液疲惫，便坚口渴，无非阴液之枯，不能下滋魄门，上灌云根，此二者，可勿虑也。惟溱溱汗出，心中空洞，干燥如焚，余光返照，不久将尽，奈何奈何？姑与轻平敛液之法，兼能得手，再商大队，犹续灯光剔，不可率尔添油，添油恐反以扑灭之故耳。

人参　茯神　白芍　柏子仁　枣仁　浮小麦　南枣

华　腿胯上下，足厥阴、足太阴、足阳明交接之所，疡发于此，结肿两月有余，必由肝脾郁结，失其常度，而内因水谷之湿，蒸郁成痰，旁趋络脉，结其中为肿为痛。现今脉大搏数，热甚于夜，舌涸口干，阴伤极甚。夫疡症虽发于外，必须认明内因外因，分别经络，然后立方，不当概以攻劫破耗，漫然施治。因思《内经》谓"塞者通之，热者清之"之例，是症通必取乎柔和，清则宜乎流利，庶几合乎凭症施之法。

生鳖甲　鲜首乌　金石斛　桑椹子　雪羹　杞子　草薢
甘草

二诊　病之在内在络脉，已极空虚，前服柔和通络，腐处顿见脓形，然症经三月，久病伤神，正气日亏，形疲食少，神识时蒙，溃后虚脱可虑，拟扶正气养胃为治。

鲜首乌　川贝母　远志苗　洋参　莲肉　苡仁　石斛

三诊　东垣云："胃为卫本，脾乃营源。"是疡溃后，竟不知味，右脉弦硬无情，有肝木凌中土之象，兹议调和脾胃，维持营卫，俾阴生而生机能复，方有把握。

归芍异功　莲肉　淮小麦　南枣

钱　百病之生，不外寒热、虚实、阴阳、表里之分。初起寒热交作，焮红肿痛，易脓易溃，即属表之实症。始则痛无定处，继而肿蔓无头，久则难成难敛，脓水淋漓，此即里之虚症。前者属阳而热，后者属阴而寒，一定之理。是症将及四月，由黄疸而渐延湿热走络，腿胯肿形未高，脓水未止，良由正虚毒滞，未可与阳实之症同例，静心安养，庶阴日生而阳日旺。

八珍汤　黄芪　川斛　陈皮

荣　病后正不能敌邪，陷入而致昏糊，支寒脉细，扶正化邪，以望转机。

人参败毒散去薄荷、生姜，加当归、桑枝、黄芪、防风炒。

二诊　病情颇转，疡发太多，先从肩腰两处出脓泄邪，再论消散化毒，否则邪无出路，正气日亏，仍恐再陷。

前方去桔梗，加威灵仙。

三诊　脉象有神，腰间根盘收小，亦属佳兆，虽属转险为安，仍宜步步留意，以收全效，拟托里排脓。

人参　黄芪　归身　泽兰　灵仙　桔梗

沈　疮恙渐愈，饮食不贪，因思万物本乎坤元，人身本于脾胃，现交清明，土气司令，脾胃用事。《内经》所谓：至而不至之候。应用补中养胃，以启生之机。

人参　白芍　麦冬　扁豆　芡实　蔻仁　建曲　熟地　归身　炙草　山药　白术　桔梗　山楂　陈皮　枣丸

尤　脉按空虚，色白不泽，跨凹胸胁之间，素有瘰疬，形如贯珠，梦遗滑精，已经数载。今腹胀如鼓，上气喘逆，兀坐不安，不能睡卧，此水泛溃土以凌金，下虚上实之候也。惟水愈深，火愈衰，欲利其水，先温其火，欲归其气，必摄其阴，果能吸受之地完固，狂澜之滔天，势自止矣，所虑者病深气竭，窃恐药难奏功，为棘手耳。

大熟地　苁蓉　沉香　川牛膝　茰肉　杞子　紫衣胡桃

另金匮肾气丸，淡盐汤送下。

俞　痰之标为火，痰之本为湿。前哲谓流痰与瘰疬同源，而有阴阳之别，阴亏阳亢则生病核，脾虚湿滞，此病是矣。治宜崇土以运湿，徒用攻消无益也。

白术　黄芪　茯苓　广皮　苡仁　归身　白芍　半夏

唐　物以乾元资始，人以脾胃资生。稚龄阴未知觉，当以后天为本，仓廪充足，关闸不撤，胃阳振而化液，脾阳运以生津，津充则形体自肥，不治虚痰，而虚痰自愈。

归芍六君汤。

卫 阴虚湿热之体，素有痔疾，近加尻骨右边结块，暂以清举升阳，兼清素有之湿热。

补中益气汤　苡仁　槐花　地榆炭

朱 湿热不化，尻骨成疽，用扶正里托。

十全大补汤　大补汤

陆 病延半载，腹满如鼓，诸药备尝，全无一效，诊得脉来涩滞无神，神气极痿，而饮食尚不甚厌，大便涩而不畅，有如药膏，坚结不散，因思仲景"太阴之病，必下利。阳明之病，必胃实"。是病与脾胃毫不相干，却已八九月经事不行，此由肝经积滞，瘀血不行，是谓血鼓。乘此胃气未衰，尚可一战，勉之。

桃仁承气汤　制军　五灵脂　炙甲末

二诊 昨方一剂，下瘀块一桶，从此自觉大松，方宜变制。

黑归脾汤煎送抵当丸念粒。

贺 疝气甚多，红肿而热者，湿从阳而化，谓之湿疝也。可谓之热疝，亦无不可，当从厥阴热病一边治之，与寒疝癞狐疝等，断然不同。

导赤散　川楝子　橘核　黄柏

查 肝肾不足，阴寒凝阻成疝，高年得之，安适节劳为嘱。

导气汤　楂肉　乌药　砂仁

陆 气陷则湿自降，两腿足肿，平素遗滑不禁，此肾经精气极虚，络脉空者，湿痰因而聚络，故延绵数载不已，治之极费周旋。

大补阴丸　归身　白芍　防己　焦术　萆薢　牡蛎

冯　暑湿之邪，重感寒热，已经匝月，阳明脉络失宣，四肢逢骱举动不便，牙龈流血秽腐，脉滑数，舌苔白厚，宣络化邪，获效乃吉。

川斛　豆卷　枳实　秦艽　半夏　防风　竹茹

陶　滑泄频频，肾虚可知，跨发虚痰，脓少不敛，津精重夺，气升咳逆，肺亦伤矣，仿张景岳金水同治。

金水六君煎。

魏　先痛而后肿，自气分伤及营分，咳逆头胀，余邪尚留于隧道，未全入络可知。夫肺主一身之气化，气机利，则关节咸和；气机痹，则络脉俱痹。斯为治病之大纲，是宜可从事平气机矣。

薄荷　苏梗　杏仁　牛蒡　橘红　郁金　枳壳　半夏

席　前阴诸症，都由相火所生。此症玉茎如水泡，身无寒热，前医解毒清火，愈治愈痛。诊得脉来细数无力，右部更甚，此中气不足，生湿流注下行，停聚不散。法用理脾以行水，宗《内经》："治病必求其本。"

平胃散　熟附　人参　茯苓

二诊　理脾治本，肿退痛平。

六君子汤加白芍、归身。

宣　年四十而阴气自半，起居衰矣。欲事不节，小便涩痛，所出如白浆，结而成块，此肾水大伤，湿火为患。

知柏八味丸，朝服。

另八珍汤，临卧服。

冉　女子妇人之隐疾必多，开郁泻肝，一定之治。

逍遥散。

另当归龙荟丸。

周　幼孩湿火下结，玉茎肿如水晶，速以针挑出水为妥。

车前子　通草

马　营枯血燥，遍体为癞。

鲜首乌　丹皮　归身　银花　连翘　生地　赤茯苓　桑枝

何　发之盛与不盛，在于血；发之固与不固，在于气。在此青年，无端发落，想是血中风热，热伤卫气使然，法当泄热，佐以益气养营法调之。

大生地　黑芝麻　黄芪　防风　牡丹皮　茯苓　桑叶荷叶

苏　伏邪发疟未止，鼻疔结脓不透，余邪走散，壮热便泄，虑其内陷神迷，险重险重。

川连　银花　丹皮　鲜石斛　薄荷　桔梗　连翘　黄芩桑叶

冯　疮久脾伤，湿热不化，面浮腹满，防成痹鼓。

焦白术　草薢　苡仁　连翘　川连　赤苓　泽泻　大腹皮

蔡　腭疳已成，图治非易。

石斛　麦冬　元参　沙参　丹皮　贝母　芦根

疡科日用丸散膏丹论略

　　稽古无内外之分，尝闻秦越人过邯郸，疗妇人为带下医；经雒阳之地，爱老人则为耳目痹医；咸阳之人爱小儿，则为小儿医。神而明之，通变存乎其人耳。而后来诸贤，则各擅其长，各臻其妙，于是妇科幼科分焉，内科外科又分焉。而外科中有所云肿疡、溃疡、金疡、折疡四者，今又分而为二焉。《周礼》有曰：凡疗疡以五毒攻之，以五气养之，以五药疗之，以五味节之，谈此可知疡科攻补、温清之治法。推而广之，更有御攻于补，御温于清，攻补并用，寒热互投，妙法照然，无遗蕴矣。而后有所谓抉杀之剂者，用刀抉其恶血；而后以药杀其毒气，乃外治之法也。其它按摩、针砭、熏灸等法，靡不井井有条，厥有攻效，前人言之详矣。然外科中有日用所需膏丹丸散，而一时难以成功者，宜豫为制备，以应仓猝之变，亦不可不讲也。方其初也，疡发坚肿，冷热未明，王氏取冲和仙膏，用紫金皮、赤芍、独活、白芷、菖蒲，谓此五味，独木火水金之精，祛风活血，行气解毒，消肿咸备焉。其调敷之方，有火者用葱白汤①调敷，以葱能行气，气行血亦行；无火者用酒调敷，酒性温通，血得温则行也。冷甚者，则有回阳玉龙膏，既取其椒姜肉桂之热，散其沉寒，又用草乌南星之辛，破其厉气，更佐赤芍活血，白芷止痛，欲发寒厥之焰，回枯木之春者，端在此矣。又热极者，则用花粉姜黄，败脓止痛，解毒消肿，仍以白芷赤芍和其气血，鲜芙蓉叶打烂和涂，谓肿疡、溃疡、金疮出血，

---

　　① 葱白汤：原作"葱白汤"，据文义改。

皆可用，方名至宝，又名寸金丹，增其功验，美其号也。至如白及、白蔹、赤小豆、陈小粉，近代敷方恒用之，取其黏腻之性耳。俗有所云：阴铁箍散，阳铁箍散，盖取方名以示意，亦因药性以各方也。千搥红玉膏，治无名肿毒，用银朱为君，以毒拔毒之义。千搥绿云膏，治虚痰瘰核，用铜绿为君，取能平木之义。肉桂膏，治寒湿流注之痛。麻黄膏，治血风顽癣之疮。又有太乙膏、万灵膏，乃疡门通套应酬之方，已溃未溃皆可用，此敷贴之类也。及其溃也，脓色有厚薄之分，疮口有大小之异，则用药自有不同，由升降二丹，最为疡科圣药。升者，春生之气，既可去腐，而又生新。降者，肃杀之气，可暂用以蚀其恶肉，而不可多用，以反伤其新肉。所谓单刀之将，当一战成功耳。至拔毒脱腐，八将丹之功甚矣；生肌长肉，八宝丹之妙至矣。凡此二者，观其名以知其用矣，又腐肉在将脱未脱之时，新肉在将生未生之际，既不可用八宝丹之固塞，亦不可用八将丹之攻透，则神妙生肌散，有两擅其妙之神功焉。方用黑铅、水银、轻粉、月石、血竭去其腐，赤石脂、海螵蛸、儿茶、乳香、没药生其肌，单用血竭月石，名赤灵丹，亦名脑砂散，可去腐；单用乳香没药，名海浮散，亦可生肌；硼砂与儿茶同用，冰硼散借以建功；轻粉与海螵蛸相合，白粉散用之获效。错综配合，妙入神矣。若疮疡火甚者，致有鲜血流溢，用血余末掺之，自远神化也。气虚不能收摄，而努肉突出，用煅乌梅肉研末掺之，酸敛之功也，此则掺药之类也。另有搽涂之药，如意金黄散、紫灵散、玉枢丹、紫金锭，或涂痈肿之疡，或涂碎腐之疮，此皆外治之方也。至于内服之丹，凡为疡医者，尤宜备合。盖今时之人，畏服猛药，而非常之疾，必用奇药以胜之，则势出于相违，而道因之易坠，故预备丸丹，使人情病情，两全其美之计也。如郭氏之瑞效丸，有硇砂木鳖；景岳之必效散，用巴豆斑蝥。而历言其奏功之捷，有非他药所能及。若必明示以方，则有肯服者少。若消毒化坚丸、五虎浮毒丸，即瑞效必效之意，而推之耳。金针散，直达毒气于至坚之处，角刺之功也。虎潜丸，能复阳气于至阴之地，硫黄之功也。八反丸，以其相反而更相用，激而行之也。牛黄夺命散，以其相类而更相佐，急则泻其实也。梅花点舌丹，喻其清凉芬芳之意；非龙夺命丹，喻其神化莫测之意。万灵丹重用苍术，治脉浮大而软数，邪郁于表也宜之。破棺散重用大黄，火盛于里者宜之。大黄得白芷，则入气分，发汗以散火邪，从辛甘则散也。大黄得血珀，则入血分，清心以利小便，从甘淡则渗也。蜡矾丸味淡能化，使火毒不致内乱神明。护心丹，甘凉能缓，使火毒不致伤及津液。更有取一物之长，而专任其功。如远志酒、独圣散、忍冬酒、国老膏之类是也。略叙数方，虽云未备，庶几窥见一斑矣。柯氏云：先明药之理，始得方之用。能知方者，然后用方而不执方，可应无穷之变矣。诚哉。

集方

案中所用诸方，只有方名，而无药物组成者，开载于后，以便初学之士查阅。

归脾汤 白术　当归　白茯苓　黄芪　远志　龙眼肉　酸枣仁　人参　木香　甘草　生姜　大枣

珠黄散 珍珠　牛黄

参苓白术散 莲子肉　薏苡仁　砂仁　桔梗　白扁豆　白茯苓　人参　甘草　白术　山药

犀角地黄汤 犀角　生地黄　芍药　牡丹皮

泻心汤 大黄　黄连　黄芩

温胆汤 半夏　竹茹　枳实　陈皮　甘草　茯苓　生姜大枣

六君子汤 陈皮　半夏　人参　白术　茯苓　甘草　大枣生姜

普济消毒饮 黄芩　黄连　陈皮　甘草　元参　柴胡　桔梗　连翘　板蓝根　马勃　牛蒡子　薄荷　僵蚕　升麻

大补阴丸 熟地黄　龟板　黄柏　知母

二陈汤 半夏　橘红　白茯苓　甘草　生姜　乌梅

清脾饮 青皮　厚朴　白术　草果仁　柴胡　茯苓　黄芩半夏　甘草　生姜

四生丸 生荷叶　生艾叶　生柏叶　生地黄

甘露饮 枇杷叶　熟地黄　天门冬　枳壳　茵陈　生地黄麦门冬　石斛　炙甘草　黄芩

泻黄散 藿香叶　山栀仁　石膏　甘草　防风

导赤散　生地黄　木通　生甘草梢　竹叶

葛根芩连汤　葛根　甘草　黄芩　黄连

理阴煎　熟地黄　当归　炙甘草　干姜　肉桂

清燥救肺汤　桑叶　石膏　甘草　人参　胡麻仁　阿胶　麦门冬　杏仁　枇杷叶

阳和汤　熟地黄　麻黄　鹿角胶　白芥子　肉桂　生甘草　炮姜炭

八珍汤　人参　白术　白茯苓　当归　川芎　白芍药　熟地黄　甘草　生姜　大枣

逍遥散　甘草　当归　茯苓　白芍药　白术　柴胡　煨姜　薄荷

景岳化肝煎　青皮　陈皮　芍药　牡丹皮　栀子　泽泻（血见下部者用甘草代之）　浙贝母

雪羹汤　大荸荠　海蜇

资生丸　人参　白术　白茯苓　广陈皮　山楂肉　炙甘草　怀山药　川黄连　薏苡仁　白扁豆　白豆蔻仁　藿香叶　莲肉　泽泻　桔梗　芡实粉　麦芽

苍耳散　苍耳子　辛夷　白芷　薄荷

四物汤　当归　川芎　白芍　熟地黄

牡蛎消瘰丸　煅牡蛎　元参　贝母

八仙长寿丸　即麦味地黄丸　亦即六味地黄丸加麦冬、五味子

黑逍遥散　即逍遥散加生地或熟地

金水六君煎　当归　熟地黄　陈皮　半夏　茯苓　炙甘草

天王补心丹　人参　茯苓　元参　丹参　桔梗　远志　当归　五味子　麦门冬　天门冬　柏子仁　酸枣仁　生地黄

朱砂

三子养亲汤 紫苏子 白芥子 莱菔子

败毒散 柴胡 前胡 川芎 枳壳 羌活 独活 茯苓
桔梗 人参 甘草 生姜 薄荷

人参败毒散 即败毒散

三物旋覆花汤 旋覆花 葱 新绛

左金丸 黄连 吴茱萸

四神丸 肉豆蔻 补骨脂 五味子 吴茱萸

人参养营汤 黄芪 当归 桂心 炙甘草 橘皮 白术
人参 白芍药 熟地黄 五味子 茯苓 远志 生姜 大枣

四七汤 即半夏厚朴汤 半夏 厚朴 茯苓 生姜 苏叶

加味逍遥散 当归 芍药 茯苓 白术 柴胡 牡丹皮
山栀 炙甘草

黄连温胆汤 即温胆汤加黄连

更衣丸 朱砂 芦荟

十全大补汤 人参 肉桂 川芎 干熟地黄 茯苓 白术
甘草 黄芪 当归 白芍药 生姜 大枣

大补元煎 人参 熟地黄 杜仲 当归（若泄泻者去之）
山茱萸（如畏酸吞酸者去之） 枸杞子 炙甘草

导气汤 川楝子 木香 小茴香 吴茱萸

炙甘草汤 炙甘草 生姜 桂枝 人参 生地黄 阿胶
麦门冬 麻仁 大枣

抵当丸 大黄 水蛭 虻虫 桃仁

琥珀蜡矾丸 白矾 黄蜡 雄黄 琥珀 朱砂 蜂蜜

龙胆泻肝汤 龙胆草 黄芩 栀子 泽泻 木通 当归
生地黄 柴胡 生甘草 车前子

当归龙荟丸　当归　龙胆草　栀子　黄连　黄柏　黄芩　芦荟　青黛　大黄　木香　麝香

黄连解毒汤　黄连　黄芩　黄柏　栀子

金铃子散　金铃子　玄胡

四苓散　白术　茯苓　猪苓　泽泻

知柏八味丸　即知柏地黄丸　亦即六味地黄丸加知母、黄柏

补中益气汤　黄芪　炙甘草　人参　当归　橘皮　升麻　柴胡　白术

四君子汤　人参　白术　茯苓　甘草

归芍六君汤　当归身　白芍药　人参　白术　茯苓　陈皮　半夏　炙甘草

虎潜丸　黄柏　龟板　知母　熟地黄　陈皮　白芍　锁阳　虎骨　干姜

溃坚汤　当归　白术　半夏　陈皮　枳实　山楂肉　香附　厚朴　砂仁　木香

八味丸　巴戟天　高良姜　川楝子　吴茱萸　胡芦巴　山药　茯苓　香附子

黑归脾汤　归脾汤加大熟地

黄连香薷饮　香薷　川厚朴　黄连

六一散　滑石　甘草

防风通圣散　防风　荆芥　连翘　麻黄　薄荷　川芎　当归　白芍　白术　山栀　大黄　芒硝　石膏　黄芩　桔梗　甘草　滑石

牛黄清心丸　黄连　黄芩　栀子仁　郁金　辰砂　牛黄

玉屏风散　防风　黄芪　白术

归芍异功散　人参　白术　陈皮　白芍　当归身　茯苓
炙甘草　灯心

金匮肾气丸　熟地黄　山药　山茱萸　泽泻　茯苓　牡丹
皮　肉桂　炮附子

桃仁承气汤　桃仁　大黄　桂枝　炙甘草　芒硝

平胃散　苍术　厚朴　陈皮　甘草　生姜　大枣

校注后记

一、作者生平

高秉钧，字锦庭，号心得，锡山（今江苏无锡）人。生于清代乾隆乙亥年（1755），卒于道光丁亥年（1827），享年72岁。锦庭生甫周岁，偶病几危，幸遇一道人，出丹丸灌之而醒，懂事后，父母常告之，故幼时即视医药为奇物。性孝悌，弱冠时，母病膈，每日必吐，即问母所欲，曰："吾思熟藕耳。"时值岁寒，熟藕惟浒墅关可得，乃行百余里，两日夜返家，归奉母食之，累日不吐。

成年后，弃举子业，从范圣学、杜云门二先生习内、外二科，究心《黄帝内经》，探索有年，而于仲景、东垣、丹溪、景岳、立斋诸先辈著述，尤所倾崇。为人谦虚好学，精细过人，深明外疡必从内治之理。清代乾隆、嘉庆年间，以疡医闻名数百里，就诊者往来不绝于道。虽名重当时，而虚怀若谷，且曰："世之为医者，医人病乎？医己贫耳！然岂可以人命为戏哉。"

高氏著有《疡科心得集》三卷，《谦益斋外科医案》二卷，《高氏医案》一卷。

二、版本流传

《高氏医案》成书于清代嘉庆十年（1805），目前仅存南京图书馆的清光绪癸巳岁（1893）抄本与山东中医药大学图书馆的民国抄本。两册抄本均保存完整，抄录内容大体相同，民国抄本字迹不如清抄本工整，且遗漏内容较多，抄写顺序比较杂乱。

《谦益斋外科医案》在民国十九年（1930）由杨道南校勘，上海中医书局首次出版发行，民国二十年（1931）十月与民国三十七年（1948）四月再版，1955年5月重1版。1930年、1931年、1948年以及1955年四个版本的目录、正文（包括上编和下编）以及正文后的附相同，仅在封面、书脊、扉页、封底、开本以及序上存在差异。

《谦益斋外科医案》所载案例较《高氏医案》丰富，涉猎较广，但两书中部分医案相同或相似，故本次整理将两书合并出版。

三、学术思想

1. 扬外科之长，内外并治

清代部分医家中存在两种风气，其一，重内轻外，忽视外科；其二，外科医生不重视医理，忽视整体观念，只知以外治外，不知以内治外，结果只能头痛医头，脚痛医脚了。有感于此，高氏不胶于成见，不涉于附和，执内科以御外科，扬外科之长，内外并治。高氏之所以有内外并治的思想，关键在于探求本源，深明医理，于《黄帝内经》以及诸圣贤之书无所不读。用"内消治疗痈疽"始见于齐德之的《外科精义》。《外科正宗》亦有"内之证或不及于其外，外之证则必根于其内也"的论点。而高氏则进一步阐明"外疡与内证，异流而同源"，这正是高氏的可贵之处。此外，他还申明"阴阳、寒热、表里、虚实、气血，标本之大凡也，为疡科中之第一义"。我们可于《高氏医案》与《谦益斋外科医案》的案例中体会、领略高氏"扬外科之长，内外并治"的学术思想。

2. 遵《灵》《素》之法，治病求本

高氏治学，法遵经典，师古而不泥古，求病因，辨证候，立足五脏气血阴阳，灵活施治。"治病必求于本"是《黄帝内经》的指导思想，而高氏把这一思想运用到外科领域，并有所发挥，故其治病，效如桴鼓。例如：高氏治疗湿毒一案，审病因，分阴阳，明辨表里寒热虚实，而后立法处方。他在其著作《疡科心得集》卷上《疡科总论》中提到："经曰：治病必求其本。本者何？曰脏也，腑也，阴阳也，虚实也，表里也，寒热也，得其本，则宜凉，宜温，宜攻，宜补，用药庶无差误；倘不得其本，则失之毫厘，谬以千里，可不慎诸。"高氏在《高氏医案》与《谦益斋外科医案》中贯彻了这一思想，所列方案，无不究其病因，明其辨证，知其传变，而后立法拟方。

3. 倡温病学说，灵活权变

温病学说在明清两代发展到鼎盛时期，江浙温病名家辈出，尤其是叶天士（江苏吴县人），约早于高氏一百多年，对外科影响甚大。高氏生活在温病学说发展的鼎盛时期，接受温病学说的精华，且又能博通古今，善用刘、张、朱、李金元四大家之法。其最大特点就是融温病学说于治疡之中，论列诸证，不循旧例，这是高氏的一大创举，在治疗毒血症、败血症等症方面均取得可喜的效果，高氏一扫前人喜用温药之弊，而独树一帜于外科医林之中。例如：高氏治疗疔毒走黄之症，仿温病热入营血例治，运用犀角地黄汤清热解毒、凉血散血。风温风热客于上部，则用牛蒡解肌汤以辛凉清散。高氏强调温病与外疡在病因病机与治法上的一致性，这也是被誉为"心得派"的高氏一派的最大学术特点，对后世治疡产生了巨大的影响。

4. 创三陷变局，联系七恶

《谦益斋外科医案》在首部脑疽案例中提及"三陷变局"，谓火陷、干陷、虚陷也。所谓"三陷变局"，高氏在《疡科心得集》中则详加论述："犹有三陷变局，谓火陷、干陷、虚陷也。火陷者，气不能引血外腐成脓，火毒反陷入营，渐致神迷发痉，发厥；干陷者脓腐未透，营卫已伤，根盘紫滞，头顶干枯，渐致神识不爽，有内闭外脱之象；虚陷者，脓腐虽脱，新肉不生，状如镜面光白板亮，脾气不复，恶谷日减，形神俱削，渐有腹痛、便泄、寒热，宛似损怯变象，皆不治之症也。"并将陷证与七恶证联系起来加以分析、归纳。如："外证虽有一定之形，而毒气之流行，亦无定位，故毒入于心则昏迷，入于肝则痛厥，入于脾则腹痛胀，入于肺则喘咳，入于肾则目暗，手足冷；入于六腑亦皆各有变象，兼证多端，七恶叠见。"为后世对"三陷变证"及变证所见恶证的危象、预后及内攻脏腑的辨证作了概括性的精辟论述，在当今仍不失应用于临床的重大意义。

四、学术价值

1. 载录医案精义入神

学习中医不可不读前人医案，读案犹如跟随前人临证，自有收益。医案保存了古今名医灵悟变通之巧思，切实疗效之记录，有经验有教训，从正反两面为中医学保存了丰富的临床资料，是与中医理论著作同等重要的医学遗产，故恽铁樵说："我国汗牛充栋之医书，其真实价值不在议论而在方药，议论多空谈，疗效乃事实，故选刻医案乃现在切要之图。"《高氏医案》及《谦益斋外科医案》乃高氏之医案著作，所列方案精义入神，辨证详明，为高氏毕生之经验。高氏强调整体观念，认为外科疾病"病虽在外，而其本在内"。因此，每证详辨八纲，随证立法处方，并指出防止病情恶变及病后调理之法。其医案至今仍有非常重要的学术价值及临床指导价值。

2. 与《疡科心得集》相辅翼

《疡科心得集》为高氏临证三十余年之学术思想结晶，其立论精辟，发明颇多，但该书少有医案可见。而《高氏医案》与《谦益斋外科医案》恰好弥补了《疡科心得集》"少有医案可见"的不足之处。《谦益斋外科医案·序一》曰："锦庭先生大著——《疡科心得集》，书肆互相印行，风行全国。"而"《谦益斋医案》为前清嘉庆间高锦庭先生遗著，哲嗣上池君手辑，辨证详明，为先生毕生之经验，后裔抄录，视同珍秘"。《谦益斋外科医案·序三》又曰："《谦益斋外科医案》一书，惜书不流传，为世罕存。"后经杨道南先生校勘，上海中医书局刊行以来，亦流传甚鲜。由此可见，《谦益斋外科医案》一书至今仍未引起中医界的足够重视。而《高氏医案》更是仅存两册手抄本。从《疡科心得集》到《高氏医案》再到《谦益斋外科医案》，实际上是高氏从理论到实践，一脉相承，不可分割的医著。我们可从生动鲜活的案例中更加深刻地领会高氏心得，以便更好地继承其学术思想。

3. 反映高氏学术精髓

即便不读《疡科心得集》一书，单从《高氏医案》及《谦益斋外科医案》所载医案中亦可见高氏学验之一斑，高氏的学术思想已经渗透到每则案例之中，其描述症状、鉴别疾病、知其传变、立法处方等都与《疡科心得集》中的学术思想完全吻合。《疡科心得集》是高氏之代表作，而《高氏医案》与《谦益斋外科医案》均为高氏之临证验案，为了更进一步地领会高氏的学术精髓，就必须对《高氏医案》与《谦益斋外科医案》进行更加深入的研究与总结。

总 书 目

本　草

方　　书

医便

卫生编

袖珍方

仁术便览

古方汇精

圣济总录

众妙仙方

李氏医鉴

医方丛话

医方约说

医方便览

乾坤生意

悬袖便方

救急易方

程氏释方

集古良方

摄生总论

摄生秘剖

辨症良方

活人心法（朱权）

卫生家宝方

见心斋药录

寿世简便集

医方大成论

医方考绳愆

鸡峰普济方

饲鹤亭集方

临症经验方

思济堂方书

济世碎金方

揣摩有得集

亟斋急应奇方

乾坤生意秘韫

简易普济良方

内外验方秘传

名方类证医书大全

新编南北经验医方大成

临证综合

医级

医悟

丹台玉案

玉机辨症

古今医诗

本草权度

弄丸心法

医林绳墨

医学碎金

医学粹精

医宗备要

医宗宝镜

医宗撮精

医经小学

医垒元戎

证治要义

松厓医径

扁鹊心书

素仙简要

IV

V

秘珍济阴

黄氏女科

女科万金方

彤园妇人科

女科百效全书

叶氏女科证治

妇科秘兰全书

宋氏女科撮要

茅氏女科秘方

节斋公胎产医案

秘传内府经验女科

儿　科

婴儿论

幼科折衷

幼科指归

全幼心鉴

保婴全方

保婴撮要

活幼口议

活幼心书

小儿病源方论

幼科医学指南

痘疹活幼心法

新刻幼科百效全书

补要袖珍小儿方论

儿科推拿摘要辨症指南

外　科

大河外科

外科真诠

枕藏外科

外科明隐集

外科集验方

外证医案汇编

外科百效全书

外科活人定本

外科秘授著要

疮疡经验全书

外科心法真验指掌

片石居疡科治法辑要

伤　科

正骨范

接骨全书

跌打大全

全身骨图考正

伤科方书六种

眼　科

目经大成

目科捷径

眼科启明

眼科要旨

眼科阐微

眼科集成

眼科纂要

银海指南

明目神验方

银海精微补

医理折衷目科

证治准绳眼科

鸿飞集论眼科

眼科开光易简秘本

眼科正宗原机启微

咽喉口齿

咽喉论

咽喉秘集

喉科心法

喉科杓指

喉科枕秘

喉科秘钥

咽喉经验秘传

养　　生

易筋经

山居四要

寿世新编

厚生训纂

修龄要指

香奁润色

养生四要

养生类纂

神仙服饵

尊生要旨

黄庭内景五脏六腑补泻图

医案医话医论

纪恩录

胃气论

北行日记

李翁医记

两都医案

医案梦记

医源经旨

沈氏医案

易氏医按

高氏医案

温氏医案

鲁峰医案

赖氏脉案

瞻山医案

旧德堂医案

医论三十篇

医学穷源集

吴门治验录

沈芊绿医案

诊余举隅录

得心集医案

程原仲医案

心太平轩医案

东皋草堂医案

冰壑老人医案

芷园臆草存案

陆氏三世医验

罗谦甫治验案

临证医案笔记

丁授堂先生医案

张梦庐先生医案

责任编辑　马　　勤
封面设计　古　　骥

内容提要

《高氏医案》与《谦益斋外科医案》为清代高秉钧著。《高氏医案》按面部、中部、流痰流注部、诸风部、两腿部、内科部分为6部，每部所附医案例数不等，共收220例医案，计344方。《谦益斋外科医案》按人体部位及病种分20部，97个病种，分门别类汇辑。案末附疡科日用丸散膏丹论略，阐述若干外用药的药理、效能。本次整理，《高氏医案》以南京图书馆藏清抄本为底本，《谦益斋外科医案》以民国十九年（1930）上海中医书局铅印本为底本。

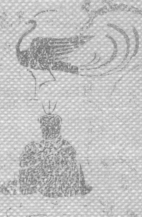
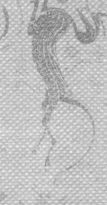
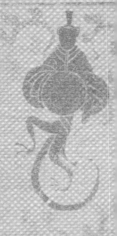

读中医药书，走健康之路

扫一扫　关注中国中医药出版社系列微信

服务号
（zgzyycbs）

中医出版
（zhongyichuban）

养生正道
（yszhengdao）

悦读中医
（ydzhongyi）

上架建议　中医古籍

ISBN 978-7-5132-2170-2

9 787513 221702 >

定价：45.00元